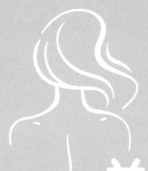

关爱自身，
——女性健康科普手册
受益终生

主编　关晋英　曹学华　梁礼莉

U0254940

四川科学技术出版社

图书在版编目（CIP数据）

关爱自身，受益终生：女性健康科普手册 / 关晋英，
曹学华，梁礼莉主编. —— 成都：四川科学技术出版社，
2023.10
ISBN 978-7-5727-1176-3

Ⅰ.①关… Ⅱ.①关… ②曹… ③梁… Ⅲ.①女性—
保健—手册 Ⅳ.①R173-62

中国国家版本馆CIP数据核字(2023)第204923号

关爱自身，受益终生 ——女性健康科普手册

GUAN'AI ZISHEN，SHOUYI ZHONGSHENG
—— NÜXING JIANKANG KEPU SHOUCE

主　　编　　关晋英　曹学华　梁礼莉

出 品 人　　程佳月
策划编辑　　王　芝
责任编辑　　刘　娟
助理编辑　　范贞玲
封面设计　　◎四川看熊猫杂志有限公司
装帧设计　　四川省经典记忆文化传播有限公司
责任出版　　欧晓春
出版发行　　四川科学技术出版社
　　　　　　地址：成都市锦江区三色路238号　　邮政编码：610023
　　　　　　官方微博：http://weibo.com/sckjcbs
　　　　　　官方微信公众号：sckjcbs
　　　　　　传真：028-86361756
成品尺寸　　140mm×210mm
印　　张　　6.25
字　　数　　175千
印　　刷　　成都市金雅迪彩色印刷有限公司
版　　次　　2023年10月第1版
印　　次　　2023年12月第1次印刷
定　　价　　42.00元
ISBN 978-7-5727-1176-3

邮　　购：成都市锦江区三色路238号新华之星A座25层　　邮政编码：610023
电　　话：028-86361758

编委会

前言

随着社会经济的发展和人民生活水平的不断提高，人们对生活质量的需求越来越高，而身心健康是高质量生活的基础。要想养成健康的生活方式，提高个人的健康素养必不可少。女性作为社会人口的重要组成部分，其身心健康关系到家庭和谐及社会稳定。女性一生要经历月经期、妊娠期、产褥期、哺乳期、更年期等多个特殊时期，其生理和心理都会或多或少地发生一些变化。

女性朋友们应该怎样关心、爱护自己呢？编者认为除了护肤、穿衣打扮、运动锻炼，还应该了解自己的身体，获取专业的健康知识。然而，在信息爆炸的今天，各种短视频占据了我们的视野，形形色色的"小作文"也层出不穷，人们虽然能更便利地获取健康知识，但是这些信息良莠不齐，有些甚至是错误的，一不小心就会被误导。

《关爱自身，受益终生——女性健康科普手册》这本书是由四川省医学科学院·四川省人民医院妇产科的专业团队编写，内容丰富，知识准确，生动有趣，简单易懂，对女性保持身体健康具有重要的指导意义。本书采用图文并茂的形式，用通俗易懂的语言，深入浅出地讲述了女性在月经期、妊娠期、产褥期、哺乳期及更年期等重要时期可能会遇到的一系列健康问题，并给出了专业的建议。

关爱自身，受益终生。了解女性一生必读的健康知识，做身心健康的美丽女人。

编者

2023年5月

目 录

关爱身体，识妇科疾病…………………… 109

亲爱的『大姨妈』

成长之秘密
——与"大姨妈"的首次约会

有一天当你坐在马桶上，突然发现内裤上有红色或棕色血迹。恭喜你，你可能是来月经了。月经的到来标志着你进入了青春期，也意味着你具备了专属于女性的生育功能。因为它每个月都会"光临"一次，所以我们给它取名叫"月经"，平时我们又亲切地称呼它为"大姨妈"。

 下面，美小护就带大家一起来认识一下这位"大姨妈"。

问题1：什么是月经？

随着女孩慢慢长大，其卵巢功能逐渐成熟，激素水平会出现周期性的变化。子宫内膜在激素的作用下发生剥脱，血液从阴道流出来，就是我们所说的月经，也就是"大姨妈"。

问题2：女孩都会来月经吗？

每个女孩都会来月经，但是每个女孩与"大姨妈"第一见面的时间不一样。第一次月经叫作月经初潮，发生在青春期，大多数出现在 13～14岁，有些女孩可能会提前到11岁或者推后至16岁。需要注意的是，如果16岁以后"大姨妈"还没有来"报到"，我们就要引起重视了哦。

问题3：月经什么时候来呢？

阴道出血的第1天为月经周期的开始，相邻两次月经第1天的间隔时间称一个月经周期，每次月经持续的这段时间就叫作经期。

"大姨妈"一般每隔21～35天（平均28天）就会"到访"一次，它每次"做客"的时长通常为2～8天（平均4～6天）。

问题4：来月经的时候会流很多血吗？

每次"大姨妈"来"做客"，我们的身体都会流20～60 ml的经血，这是正常的月经量，不用担心。但如果长期月经量超过80 ml，就需要及时就医了。

我们可以用卫生巾来估算月经量。一般270～290 mm的夜用卫生巾浸满经血的时候，月经量为20～30 ml；通常情况下，长度为230～245 mm的日用卫生巾完全浸透能吸收10～15 ml的经血。

问题5：来月经时肚子会痛吗？

大多数人在月经期无特殊不适，部分女性可出现小腹疼痛等不适。因为随着子宫内膜的脱落，我们的身体会分泌一种叫作"前列腺素"的激素，前列腺素可以使子宫平滑肌收缩，加快剥脱的内膜排出。但是如果前列腺素分泌过多，就会引起子宫平滑肌过度收缩，导致子宫痉挛，从而出现下腹及腰骶部下坠不适或子宫收缩痛；前列腺素还会刺激肠道，使人出现腹泻等肠道功能紊乱的症状；还有少部分人可能会出现头痛的症状。

问题6：月经来了，我们该如何应对呢？

1.出血的护理

在月经期，我们可以找带"翅膀"的大号"创可贴"——卫生巾来帮忙，它有不同的长度和厚度，我们可以根据需求选择。使用时，只需要拆开包装，把有黏性的一面贴到内裤中间（也就是对着阴道的位置），然

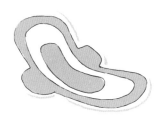

后将左右两个"翅膀"贴在内裤底下，以防止走路时卫生巾移位而弄脏内裤，贴好后穿上内裤就可以啦。

注意哦，用过的卫生巾会堵塞下水道，所以我们需要将卫生巾连同包装纸一起丢进垃圾桶里。

2.痛经的护理

（1）热敷：可以平躺并在腰部下面或者肚子上面放一个温热水袋，以减少疼痛带来的不适感。

（2）饮食及运动：月经期间尽量饮食清淡，禁食生冷的食物，减少对胃肠道的刺激。适当的运动，如跑步、跳绳等，可以促进身体的血液循环、转移注意力，也可以缓解痛经症状。

（3）中医方法：经期可以服用红糖姜茶缓解痛经，其制作方法简单、方便。具体步骤为：在锅中放入约250 ml水，将30 g生姜去皮切丝入锅，加40 g红糖煮开即可，早晨饮用最佳。生姜能驱寒除湿；红糖性温、味甘，具有益气补血、健脾暖胃、止痛、活血化瘀的作用。两者合用可以暖宫，让经血通畅、改善痛经，对贫血也有很好的改善作用。

（4）药物治疗：痛经是由于前列腺素分泌过多引起，所以如果女孩平时有痛经史可以在痛经开始前就口服药物预防。可遵医嘱使用非甾体抗炎药抑制前列腺素的合成，以缓解痛经。

3.个人卫生的护理

经期需要注意清洁卫生，根据月经量每2～4小时换一次卫生巾，最好用温水清洗外阴哦。

少女初潮不必慌，科学了解好应对，家长陪伴很重要，好好迎接"大姨妈"。

（李季）

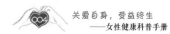

异常子宫出血之月经过多

　　生活中，我们经常遇到有的女性月经量比较多，每天要用10片左右卫生巾；有的女性月经量很少，每天只需要用3～4片卫生巾。那么究竟怎样的月经量才算正常的月经量？怎样的月经量才算过多的月经量呢？

　　下面，美小护就跟大家聊聊异常子宫出血之月经过多的那些事儿。

　　问题1：什么是正常月经？

　　前面，我们已经了解了什么是月经。月经是否正常需要从几个方面来判断，符合以下4个条件的月经即为正常。

　　（1）月经周期：一般为21～35天，平均28天。

　　（2）经期长度：2～8天。

　　（3）经期出血量：5～80 ml。月经量少于5 ml称为月经过少；月经量多于80 ml称为月经过多。

　　（4）月经有规律性：周期波动小于7天。

　　问题2：什么是异常子宫出血？

　　与正常月经的周期频率、周期规律性（近1年）、经期长度及经期出血量中的任何一项或几项不符、源自子宫腔的异常出血，在医学上叫作异常子宫出血（见表1）。

表1　异常子宫出血

月经临床评价指标	术语	范围
周期频率	月经频发	<21天
	月经稀发	>35天
周期规律性（近1年）	规律月经	<7天
	不规律月经	≥7天
	闭经	≥6个月无月经
经期长度	经期延长	>7天
	经期过短	<3天
经期出血量	月经过多	>80 ml
	月经过少	<5 ml

问题3：异常子宫出血的原因是什么?

异常子宫出血的原因有很多，子宫内膜息肉、子宫肌瘤、子宫腺肌病、排卵障碍、放置宫内节育器及全身因素导致的凝血功能障碍等都可能导致异常子宫出血。

问题4：什么是月经过多?

在门诊，我们总是能遇到这样的患者：每次月经的经期时间都很长，大于7天，经量很多，每个经期至少需要用20片卫生巾，且每

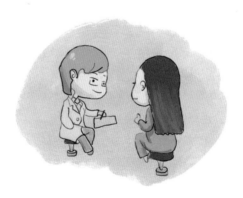

片卫生巾都完全湿透，来月经时总感觉头晕、心慌、全身没力气，坚持不下去了才到医院来看病，一查血常规已经是贫血状态了，这种就属于异常子宫出血中的月经过多。

问题5：月经过多有哪些危害？

（1）影响女性的健康状况：月经过多可引起缺铁性贫血，使人出现头晕、乏力、心慌、呼吸困难、心力衰竭、失血性休克等。长期的缺铁性贫血还会导致皮肤干燥、皱缩，毛发干枯、脱落，指（趾）甲易折断、变平甚至凹下呈勺状，严重者甚至需要进行子宫切除。

（2）影响女性的工作、学习及日常活动：一项调查结果显示，月经期间，85.6%的女性称穿衣选择受到影响，79.5%的女性称社会活动受到影响，68.6%的女性称工作或学习的参与度受到影响，88.9%的女性称运动和健身受到影响，80.3%的女性称旅行受到影响，78.5%的女性称工作或学习中的表现受到影响。

问题6：怎样自我判断月经多？

美国疾病控制和预防中心关于经期出血量有一个简易的评分系统，你的经期出血量正常吗？快来自测一下吧！

评估方法：

根据月经期间每天的出血情况，写下每天使用的卫生巾/卫生棉条的数量。如果你的月经血中有血凝块，请每天记录血凝块的数量和大小。经期出血量和血凝块的评估方法如下。

（1）经期出血量评估：每片卫生巾轻度浸湿计1分，浸湿一半计5分，完全浸湿计20分；每个卫生棉条轻度浸湿计1分，浸湿一半计5分，完全浸湿计10分。

（2）血凝块评估：<1元硬币者为小血凝块，计1分；>1元硬币者为大血凝块，计5分。

卫生巾	第1天	第2天	第3天	第4天	第5天	第6天	第7天
▬							
▬							
▬							
血凝块:大小和数量 大量出血:勾选							

卫生棉条	第1天	第2天	第3天	第4天	第5天	第6天	第7天
▬							
▬							
▬							
血凝块:大小和数量							
大量出血:勾选							

两部分得分之和即为该经期的得分。如果每个经期的得分超过100分，就说明月经量已经超过正常范围了，应及时就医。

 如果月经长期不规律或长期经量多、经期长，应该及时就医，检查病因，千万不要自以为正常而拖出大问题。

（张静）

不要怪我脾气坏，一切都是它的错
——经前期综合征

几个女孩子聚在一起聊天：

"我这几天就像被点燃的炸药一样，看什么都不顺眼，老是跟别人吵架，今天月经来了好像好多了。"

"哎，我更严重，经前还头晕头痛、上腹饱胀、乳房胀痛呢！"

"对对对，但也就在月经来前的那几天。"

"就是，应该是跟月经有关系吧。"

她们谈论的是困扰大多数女性的经前期综合征，约95%的育龄女性都出现过此类症状。经前期综合征究竟是"何方神圣"？接下来，就让美小护来为你揭开它的"神秘面纱"。

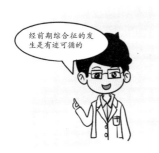

经前期综合征的发生是有迹可循的

问题1：什么是经前期综合征？

经前期综合征是以育龄女性经前规律性地出现精神、躯体、行为异常，且这些异常于经后明显减轻或消失为特点的综合征。近几年的健康观察发现此综合征波及范围广，除精神症状外，还涉及了其他一些器质性和功能性症状。

问题2：为什么会发生经前期综合征呢？

目前认为经前期综合征是由于女性激素水平变化、神经递质异常、社会因素等多种原因导致的。因其在月经来潮后症状会自然消失，故大多数人觉得这不是疾病，未引起重视。月经规律的女性每月有一半的时间都处于月经前期，都可能会出现经前期综合征的相应症状，所以经前期的健康是不可忽视的。

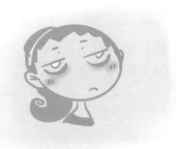

问题3：经前期综合征对女性的影响有哪些？

经前期综合征的症状在女性月经来潮前1～2周会开始出现，在月经来潮前的2～3天明显加重。有的人表现为内心烦躁易怒、精神不振、疲乏无力、嗜睡或失眠；有的人表现为上腹饱胀、食欲减退；有的人则表现为胸闷胸痛、乳房胀痛、头晕头痛、耳鸣目眩；严重者可出现抑郁甚至产生自杀倾向。这些症状随着月经周期周而复始，极大地威胁了女性的身心健康，也影响了她们的事业和生活。

关爱自身，受益终生
——女性健康科普手册

问题4：如何预防经前期综合征？

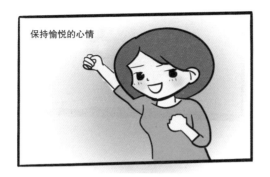

保持愉悦的心情

1.调节情绪

女性本人和家属都应清楚月经周期的规律和预期发病时间，家属应给予女性更多的包容和理解，消除女性的顾虑和不良情绪。同时应减少环境刺激，改善家庭关系，使女性保持轻松愉快的心理状态。

2.合理调整饮食结构

饮食上应选择富含复合碳水化合物的食物，如糙米、红薯、玉米等；多食用膳食纤维含量高的食品，如花椰菜、燕麦、甘薯等；同时可以通过少食多餐、限制钠盐的摄入来缓解上腹胀和水肿的症状。此外，应适量地补充含钙高的食物如牛奶、豆制品、虾皮、奶酪等；多食新鲜蔬菜和水果，以补充维生素和微量元素。B族维生素可以改善情绪，镁和维生素E可以缓解水肿、乳房胀痛及腹部绞痛等症状。要拒绝咖啡和酒精。

3.调整生活方式

要保证充足且规律的睡眠，在生活中学会自我释放压力，可以尝试进行深呼吸练习，多做深长、缓慢、均匀的呼吸。选择适合且喜爱的运动，每天至少进行30分钟的快走、骑单车、游泳或者其他有氧运动。

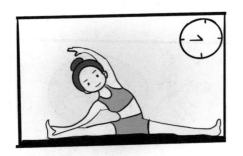

经前期综合征不可怕！做好以上措施，并持之以恒，你一定看得到效果的！如果症状严重，无法自我调节，应在专业医生的指导下进行正规、系统的综合治疗。

（王友琪）

痛经很正常？小心子宫内膜异位症

痛经作为常见的妇科症状之一，许多女性都有不同程度的体会。我们简单地把痛经分为两类，即没有器质性病变的原发性痛经和由盆腔器质性疾病引起的继发性痛经。

下面，美小护就跟大家聊聊痛经和子宫内膜异位症之间的"感情纠葛"。

很多人觉得痛经是生理期的正常现象，认为忍一忍或者等生完孩子就好了。实际上，如果确实是原发性痛经，大部分可以通过休息、热敷、口服布洛芬等方式缓解症状。藏在继发性痛经后的这种疾病——子宫内膜异位症，却会让痛经变得越来越严重，并且呈现出加重的趋势，甚至会带来不孕等危害。

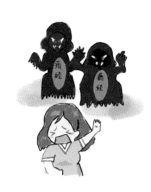

问题1：什么是子宫内膜异位症？

顾名思义，子宫内膜异位症就是一些原本应生长在子宫上的"不听话"的子宫内膜通过各种途径从子宫"逃跑"，像蒲公英一样"飘"到全身其他地方扎根，扎根的地方则会在激素的影响下周期性地出现疼痛、出血等相应症状。

问题2：什么是"卵巢巧克力囊肿"？

卵巢巧克力囊肿是子宫内膜异位症的一种。身体的绝大多数部位都可以发生子宫内膜异位症，可以分为卵巢型、腹膜型、深部浸润型和其他部位型等类型。如果子宫内膜异位发生在肺部、鼻腔，就会造成月经期咳血、流鼻血。如果子宫内膜异位症发生在卵巢，卵巢上的子宫内膜每到月经期，就开始剥脱出血，在卵巢的包裹下，淤血越积越多，颜色看起来像融化的巧克力，故被称为"卵巢巧克力囊肿"。

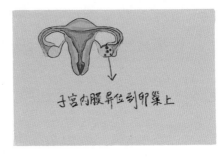

子宫内膜异位到卵巢上

问题3：子宫内膜异位症有哪些表现？

子宫内膜异位症极具侵袭性和复发性，甚至被称为"不死的癌症"。其临床表现因病变部位的不同而多种多样，症状特征与月经周期密切相关，但有25%的患者无任何症状。

1.疼痛

强烈的、进行性加重的痛经是子宫内膜异位症最常见的症状。疼痛多位于下腹、腰骶及盆腔中部，有时可放射至会阴部、肛门及大腿，常于月经来潮时出现，持续整个经期，甚至有时在月经结束后还要持续几天。根据子宫内膜组织侵犯的部位不同，还可能出现盆腔痛、排尿痛、肛门坠痛、肠痉挛、性交痛等。

2.月经异常

15%～30%的患者有经量增多、经期延长、月经淋漓不尽或经前期点滴出血等表现。

3.影响生育

30%～50%的子宫内膜异位症女性合并不孕。不孕女性合并子宫内膜异位症的发生率是一般育龄女性的6～8倍，而且有明显的反复性或者早期流产的倾向。

4.心身俱疲

每月一次的锥心疼痛、对生育的不确定影响，子宫内膜异位症就像是一片阴影，笼罩着患者的生活；无数子宫内膜异位症患者在痛苦中挣扎，其焦虑、抑郁等心理情绪障碍的发生率升高。

问题4：得了子宫内膜异位症怎么办？

虽然子宫内膜异位症暂时还无法预防和根治，但及时发现、尽早治疗，能够有效控制子宫内膜异位症的进展以及减轻疼痛等不良影响。

1.医生制定综合治疗方案

医生会根据不同患者的情况（如年龄、症状、病变部位和范围、生育要求等）来制定个体化治疗方案。通过手术治疗、药物治疗、助孕治疗等手段，达到减少或消除病灶，减轻或消除疼痛，促进生育，减少或避免复发的治疗目的。

2.患者配合长期管理

子宫内膜异位症是妇科的一种慢性疾病，医生应鼓励患者长期按时随访，以实现对子宫内膜异位症的长期管理。

如果你常年遭受不能缓解的明显痛经，或者存在不孕、性交不适，再或者有与月经周期相关的其他症状，应考虑有子宫内膜异位症的可能，需及时就医；如果你身边有类似症状的女性，也请提醒她。

（马倩）

为什么年纪轻轻就闭经了

一些年轻女性既未怀孕，又没有到自然绝经的年龄或者进行人工绝经，但是长期不来月经，这是怎么回事儿呢？这类患者可能是发生了闭经。

 什么是闭经呢？发生了闭经又该怎么办呢？下面，美小护就来说说闭经的那些事儿。

问题1：什么是闭经？

闭经为常见的妇科症状，表现为无月经或月经停止。根据既往有无月经来潮，闭经可分为两种情况：原发性闭经和继发性闭经。原发性闭经一般指女孩年龄已经超过了14岁，但是第二性征（即乳房、阴毛等）却未发育；或者女孩年龄已经超过了16岁，第二性征已经发育，但是还没有来月经。

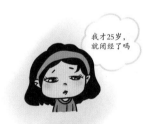

我才25岁，就闭经了吗

问题2：什么又是继发性闭经呢？

继发性闭经是指原来有正常的月经周期，但是月经已停止6个月以上，或者按照自身原有月经周期来算，月经已经停止3个周期以上。可能有人会认为闭经就闭经呗，还可以不用照顾"大姨妈"

了，省事省心，但这是一种非常错误的想法。闭经不是单纯不来月经那么简单，还可能会导致多方面的问题。闭经的女性可能会出现骨质疏松、性生活不和谐、尿频尿痛以及睡眠质量下降等症状，还可能会引发抑郁症、加速女性衰老，对女性身体和心理都是一种伤害。因此，除怀孕期、哺乳期或绝经等导致的生理性闭经外，其他情况下的闭经应引起重视。如果年纪轻轻就闭经了，一定要及时去医院就诊，查明原因并进行相应治疗。

问题3：为什么会发生闭经？

正常月经的建立和维持，有赖于下丘脑-垂体-卵巢轴的神经内分泌调节、靶器官子宫内膜对性激素的周期性反应和下生殖道的通畅，其中任何一个环节出现了问题都可能会导致闭经的发生。闭经的病因复杂，根据上述控制正常月经周期的5个主要环节，以下丘脑性闭经最为常见，其次为垂体性闭经、卵巢性闭经、子宫性闭经及下生殖道发育异常性闭经。

问题4：发生闭经前后应该怎么办呢？

别着急，美小护为大家准备了几条小妙招。

1.健康饮食和合理运动

因过度节食、消瘦所致闭经的患者应调整饮食、增加营养。运动性闭经的患者应减少运动量及降低训练强度。

2.避免精神刺激，稳定自身情绪

神经、精神应激原因导致闭经的患者应接受有效的心理疏导，消除精神紧张和焦虑，缓解心理压力。

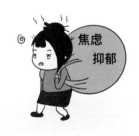

3.手术治疗

对于下丘脑、垂体肿瘤及卵巢肿瘤引起的闭经，应手术去除肿瘤。对于处女膜闭锁、阴道横隔或阴道闭锁等下生殖道发育异常导致的闭经，均可通过手术切开或成形，使经血流畅。

4.做好生育计划

夫妻间应做好生育计划，避免或减少宫腔手术、人流手术，从而减少对子宫内膜的损伤，这也是有效预防闭经的好方法。

5.激素治疗

在明确病变环节及病因、排除肿瘤和高泌乳素血症后，可遵医嘱采用相应激素进行治疗。如对于青春期性幼稚及成人低雌激素血症所致的闭经，可在医生指导下采用雌激素和（或）孕激素进行治疗。

月经对于女性是十分重要的，如果在40岁前就出现了闭经，应引起重视，尽早、及时去医院就诊，查明原因，及时进行相应治疗。

（李凤）

关爱自身，受益终生
——女性健康科普手册

奶奶的"月经"又回来了
——警惕子宫内膜癌

小区里的李奶奶今年63岁，自从十几年前得了糖尿病和高血压，就非常注重保养。李奶奶身体硬朗、满面红光，很多人都以为她才五十出头，这让李奶奶非常高兴。

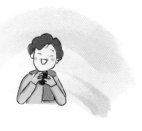

最近，已经绝经好几年的李奶奶的"月经"突然造访。难道是"第二春"来了？李奶奶内心窃喜，心想肯定是长期吃的保健品起了效果！但是出血有点不规律，李奶奶心里难免有些忐忑，决定还是去医院瞧一瞧。医生却说："绝经后阴道出血要警惕！"结果李奶奶没等来"第二春"，却等到了病理检查结果——子宫内膜癌。

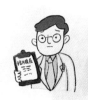

下面，美小护就给大家科普一下子宫内膜癌。

问题1：什么是子宫内膜癌？

发病率居高不下的子宫内膜癌是发生于子宫内膜的一组上皮性恶性肿瘤，好发于围绝经期和绝经后女性。现在，美食越来越多，外卖越来越方便，电子产品使用越来越多；吃得多动得少，让女性肥胖、高血压、糖尿病的发生率增加。这也导致子宫内膜癌在我国的发病率逐年上升，排在我国女性生殖系统恶性肿瘤的第二位，甚至在我国部分一线城市、发达国家的女性生殖系统恶性肿瘤中居首位。

问题2：为什么要警惕绝经后阴道出血？

约90%的子宫内膜癌患者出现阴道出血或阴道排液的症状，少数患者会有下腹痛的表现。像李奶奶一样，出现绝经后的阴道出血，千万不要认为是绝经后"大姨妈""再次光临"了！

问题3：子宫内膜癌对哪些人群"情有独钟"？

临床研究表明，子宫内膜癌有明显的高危人群。下面我们就来看看子宫内膜癌的发病与哪些因素有关。

（1）遗传因素：遗传因素在子宫内膜癌的发病中有很大作用，约5%的子宫内膜癌患者有家族史，其中与子宫内膜癌关系最密切的遗传综合征是遗传性非息肉结肠直肠癌综合征（HNPCC），又称Lynch综合征。

（2）代谢异常：子宫内膜癌"三联症"即肥胖、糖尿病、高血压。

（3）其他疾病引起：卵巢排卵障碍，如多囊卵巢综合征；或患有分泌雌激素的卵巢肿瘤。

（4）长期使用外部雌激素：乳腺癌治疗后，使用他莫昔芬进行内分泌维持治疗；使用雌激素治疗更年期综合征；还有像李奶奶这种，经常服用一些含有雌激素的保健品，像雪蛤、蜂王浆以及一些号称能够永驻青春的"三无"口服液。

（5）与"大姨妈"有关：初潮早、绝经延迟（女性≥52岁未绝经）。

（6）与生育有关：不育、分娩次数少。

（7）与年龄与关：子宫内膜癌的发病高峰年龄段为50～59岁，中国女性发病平均年龄为55岁。

所以，还没做检查，医生就已经给李奶奶贴上了"子宫内膜癌高危人群"的标签！

问题4：高危人群怎么办？

所有的癌症都提倡"早发现、早诊断、早治疗"，等到身体已经开始"报警"往往为时已晚。因此在这里，对符合以上高危因素的人群提出三个建议：

（1）积极接受子宫内膜癌的筛查，出现异常阴道出血等症状时及时就诊。

（2）积极干预可控的高危因素。控制好血压、体重、血糖，解决好生育问题，积极治疗多囊卵巢综合征等疾病来降低子宫内膜发生病变的风险。

（3）确诊后积极治疗，定期随访。

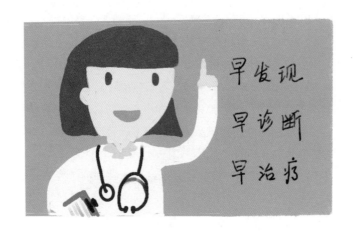

 虽然李奶奶不幸得了癌症，但万幸及时就医，其治疗效果良好。

面对子宫内膜癌，高危人群既要做到积极地接受筛查，更要警惕绝经后的阴道出血。一旦出现症状，应积极就医，不要因为不好意思、抱有侥幸心理而耽误诊疗。

（马倩）

精准阻击绝经后骨质疏松

刘阿姨今年55岁，最近的健康体检提示：骨质疏松，建议就医治疗。刘阿姨此时内心有一堆的疑问：自己又没什么不舒服，而且自己平时挺注重养生的，每天都喝牛奶、吃钙片，怎么会得骨质疏松呢？老伴既不喝牛奶也不吃钙片，他怎么没有发生骨质疏松呢？这是为什么呢？

 绝经后的女性可能都有这样的困惑，现在美小护就一一解答这些疑问，帮助你更好地应对绝经后骨质疏松！

问题1：骨质疏松与女性雌激素有什么关系？

绝经后骨质疏松是骨质疏松中常见的一种类型。人体骨头就好比是一面墙，骨量的丢失会导致"墙体"内部空洞增多，"墙"就有"倒塌"的风险。雌激素具有促进成骨细胞产生新骨质，并且抑制破骨细胞吸收陈旧骨质的作用，还具有调节钙磷代谢的作用，不仅能促进降钙素分泌、提高骨钙含量，还能提高活性维生素D水平，促进肠道钙质吸收，使得骨骼更加强健。随着女性绝经期的来临，雌激素水平显著下降，骨骼中成骨细胞的活性大大降低，破骨细胞活跃起来，使肠道钙质吸收大大减少，从而导致了绝经后骨质疏松的发生。

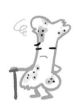

问题2：骨质疏松的表现有哪些？

骨质疏松的典型症状有腰背酸痛、驼背、脆性骨折等，但大多数患者早期都没有什么症状，驼背、身高变矮也常常会被认为是变老的正常现象而被忽视。骨质疏松往往在出现椎体骨折、椎间盘突出和腰肌劳损等症状就医时才会被发现，并且严重的还可能致残致死。骨质疏松是一个"沉默的杀手"，明确诊断有骨质疏松的绝经后女性，应找专业医生进行正规的抗骨质疏松综合治疗。对于目前没有明确诊断的绝经后女性来说，预防就非常关键了。

问题3：如何预防骨质疏松？

要定时检查骨密度的情况，如有异常应及时就医，并且做到合理饮食、生活规律、适度运动。

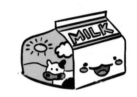

1.合理的膳食结构

多吃新鲜蔬菜水果，因其富含维生素及微量元素，有利于钙的吸收和骨质的形成。烹饪方法也非常重要，一些含草酸多的蔬菜要在沸水中焯一下滤去水后再烹调。注意补钙，补钙的食物首推牛奶，每天摄入500 ml即可；也可以适量多摄入如芝麻酱、虾皮、豆制品等钙含量高的食物。补充维生素D，鱼肝油、蛋黄、鸡肝等都是维生素D含量高的食物。如果食补无法满足自身钙和维生素D的需求，建议在专业医生的指导下通过药物补充。

2.健康的生活方式

养成良好的生活习惯，戒烟酒，少饮咖啡、浓茶、碳酸饮料，饮食应少盐、低糖，建议每天在柔和的阳光下散步40分钟，以保证机体获得所需的维生素D。

3.适度的运动

适度运动可以调节平衡、协调功能、增加肌力和耐力、减缓骨质流失、改善骨密度，对预防绝经后的骨质疏松非常有效。建议将运动融入生活中，有氧运动和无氧运动相结合，运动方式可以选择跑步、球类运动、体操、八段锦等。运动必须遵循个体化、循序渐进、持之以恒的原则，必要时在专业人员的指导下进行，注意避免运动损伤的发生。

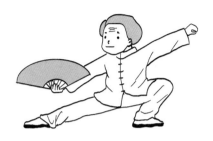

 合理饮食，适度运动，才能精准阻击绝经后骨质疏松！

（王友琪）

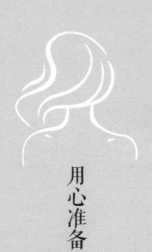

用心准备，『接好孕』

孕前需要做哪些准备

孕育一个健康的宝宝是每个家庭的最大心愿。孕前夫妻双方不仅要做好身体准备，也要做好心理准备。女性从怀孕的那一刻起，就要为另一个生命负责，一段奇妙的旅程也会从此开启。

 让我们来看看备孕的时候需要做哪些准备吧。

问题1：备孕前需要做哪些心理准备？

在备孕期间，夫妻双方应当提前沟通，做好人生规划。夫妻双方可以学习一些备孕知识，了解排卵期，保持合适的性生活频率。有人看到身边的朋友同房一两次就怀孕了，而自己试了好几个月都没有成功，就开始紧张、焦虑，殊不知这种状态是不利于备孕的。面对各种压力，可以通过运动、音乐、泡澡、冥想等方式进行减压，放松心情，用积极、健康的心态迎接新生命的到来。

问题2：备孕前需要做哪些身体准备？

夫妻双方应在计划怀孕前3～6个月完成孕前检查。孕前检查是优生优育和预防出生缺陷的第一道防线，不仅可以筛查出可能导致流产、胎儿发育异常的疾病，还能针对遗传性疾病进行预防，尽可能减少不良妊娠的发生。

1.孕前检查

男女双方应到妇产科门诊就诊，医生会开具一些孕前的检查：女方需要做妇科检查、妇科B超、白带常规、性激素六项、宫颈疾病筛查等；男方需要做精子的活动度、数量、畸形率等检查。

2.戒烟戒酒

烟酒会对卵子和精子的形成不利，因此在孕前3个月夫妻双方要停止吸烟、饮酒。

3.生活规律

保证作息规律，避免熬夜，还需要适当进行锻炼，建议女性将体重控制在正常范围内。

4.慎用药物

计划怀孕时应该从怀孕前3个月就开始慎重使用药物，包括丈夫在内，因为很多药物会使精子受到损伤。如不小心感冒发热，可尽量多饮水，通过自身免疫力抵抗病毒；如果就医，需告知医生备孕计划。另外，口服短效避孕药的女性要在停药后1个月再进行备孕。

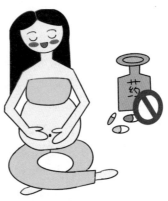

问题3：备孕期需要做好哪些营养准备？

备孕期间要做到饮食营养均衡，可适量多食优质蛋白、维生素、纤维素含量较丰富的食物，同时备孕女性每日还需补充叶酸。

1.补充优质蛋白

备孕需要保证营养充足，饮食方面要多摄入优质蛋白较丰富的食物，如豆制食品、牛肉、羊肉、牛奶、蛋类、鱼肉等，以满足机体对蛋白质的需求。

2.补充维生素

备孕需在医生指导下补充叶酸，叶酸属于水溶性维生素，对于人体较为重要，而且叶酸会参与机体生物的代谢过程，同时还可以预防胎儿神经管畸形、先天性心脏病等缺陷。应多吃维生素含量较丰富的食物，比如苹果、橙子、香蕉、西兰花、西红柿、芹菜等，以提高自身的免疫功能，对怀孕起辅助作用。

3.补充纤维素

多吃富含纤维素的食物，如杏仁、黑豆、毛豆、绿豆、燕麦、玉米、糙米、葡萄干等，以补充膳食纤维。

保持良好的心理状态，养成良好的生活习惯，强健体魄，均衡营养，用心做好孕前准备，才能更顺利地"接好孕"。

（周丹、周新霞）

预防出生缺陷从产检开始

我国是世界上出生缺陷高发的国家之一，据《中国出生缺陷防治报告（2012）》统计，我国出生缺陷总发生率约为5.6%，平均每30秒就会诞生一名缺陷儿。

为什么有的宝宝出生会带有缺陷呢？应该怎样预防？准爸爸妈妈们又该做些什么呢？下面，美小护就为大家科普一下出生缺陷的相关内容。

问题1：什么是出生缺陷？

出生缺陷，也就是通俗所说的"先天性畸形"，是指婴儿出生前发生的身体结构、功能或代谢异常，是导致早期流产、死胎、围产儿死亡、婴幼儿死亡和先天残疾的主要原因。

问题2：出生缺陷是怎么发生的？有什么危害呢？

出生缺陷可由染色体畸变、基因突变等遗传因素或环境因素引起，也可由这两种因素交互作用或其他不明原因所致，约30%的出生缺陷儿在5岁前死亡，40%发展为终身残疾。目前所知的出生缺陷病种繁多，有8 000～10 000种，常见的有先天性心脏病、唇裂、腭裂、多指、内翻、苯丙酮尿症、地中海贫血等。因此，预防和减少出生缺陷，把好人生健康第一关，是提高出生人口素质、推进健康中国建设的重要举措。

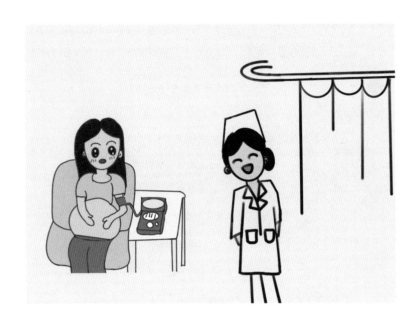

问题3：如何预防出生缺陷呢？

1.定期产检

　　产前检查与孕期保健是降低孕产妇和围产儿并发症的发生率与死亡率、降低出生缺陷发生率的重要措施，准妈妈们一定要定期产检。建议怀孕8～28周，每4周产检一次；孕28～36周，每2周产检一次；孕37～41周，每周产检一次（详见表2）。每位准妈妈的实际情况差异较大，医生可能会根据你的情况，增加一些检查项目及产检次数，请一定要遵医嘱哦。

表2　预防出生缺陷重要检查时间表

时间	检查内容
孕11～14周	胎儿颈项透明层（NT）检测，结合早孕期血清学筛查（目标疾病为染色体异常、神经管畸形、先天性心脏病等）
孕15～21周	唐氏筛查（筛查21三体综合征、18三体综合征、开放性神经管畸形）
孕16～24周	阴道超声检查筛查短宫颈
孕22～24周	超声筛查胎儿畸形
孕12～30周	孕妇外周血胎儿游离DNA检测（无创DNA），筛查21三体综合征、18三体综合征、13三体综合征。该项检查有适用、慎用和禁用人群，具体遵医嘱
孕24～28周	妊娠期糖尿病筛查
孕30～32周	通过超声再次对胎儿重要器官进行筛查
孕32周后	胎心监护
孕38周前后	医生评估分娩方式

2.做好预防

（1）为了降低遗传性疾病的发生风险，禁止近亲结婚。

（2）接受婚前医学检查，孕前行优生检查，有计划地妊娠。

（3）补充叶酸，合理膳食，生活规律，保持良好的心情。

（4）接受系统的孕产期保健，定期产检。

定期产检不仅能及时发现孕期胎儿发育的各种异常，且能让产检医生及时对胎儿异常情况进行明确诊断，及时进行处理，避免不良结局。最后，祝孕妈们都能生下健康的宝宝！

（杜盼盼）

孕期心理调适

怀孕对每一位女性而言都是一段痛并幸福的旅程，旅途中准妈妈们会经历心理、生理、社会角色的巨大转变。准妈妈们可能会有对形象改变的焦虑、分娩未知的恐惧、新生命的无限期待、胎儿健康的担忧……这些复杂的情绪常常会让准妈妈们变得敏感、无助、焦虑、抑郁。这些心理问题不仅会直接影响孕妇的健康状况，增加患妊娠期高血压、妊娠期糖尿病的风险，还容易导致婴儿早产、低体重、发育不良以及短期母乳喂养困难等问题。

 怀孕期间，准妈妈们除了关注自己的身体状况，还要及时进行心理调适哦。

问题1：准妈妈们在怀孕期间有哪些身心变化？

1.孕早期

出现恶心、呕吐、头晕等早孕反应，躯体不适感强烈，伴随着对妊娠未知的恐惧，准妈妈们容易出现焦虑、抑郁情绪。

2.孕中期

早孕反应消失，食欲恢复。胎动的出现让准妈妈们对新生命充满喜悦与期待。此期是孕期最舒适的一个阶段，不容易出现心理问题。

3.孕晚期

预产期临近，准妈妈们开始担心分娩方式、胎儿的性别、胎儿发育是否正常、分娩疼痛、产后是否能得到家人的悉心照顾、产后恢复是否顺利等问题。此期的准妈妈们情绪复杂多变，情绪低落、烦躁、抑郁、焦虑和恐惧等心理问题最为突出。

问题2：如何做好孕期心理调适？

1.调整好心态，正确认识怀孕及分娩

孕前咨询医护人员，避免计划外妊娠，孕妇及家人均应做好相关准备。可以积极参与孕妇学校学习，了解妊娠、分娩知识，减轻孕妇对于妊娠、分娩的恐惧心理。

2.控制情绪，安静养胎

多向朋友、家人倾诉自身感受，寻求更多的情感支持。保持心情愉悦，减少不良情绪刺激，维持情绪稳定。同时养成良好的生活饮食习惯，适当运动，将自己的状态调适到最佳。

3.定期产检，及时发现问题，寻求专业的心理支持

家人应该重点关注孕妇孕期情绪变化，及时发现心理问题，必要时寻求专业的心理疏导。做好定期产检，平稳度过孕期。

 做好心理调适，做幸福准妈妈！

（何婷婷）

关爱自身，受益终生
——女性健康科普手册

你知道在孕期应该如何管理体重吗

女性怀孕后常常会听到"你现在是两个人啦，要多吃点，肚子里的宝宝才会有营养""怀孕了就多吃点好吃的，多补补""现在长点肉怕什么啦，生了就瘦回去了"这样的话。孕期真的能肆无忌惮地胡吃海喝吗？当然不可以！孕期合理的体重增长才能够让胎儿正常生长发育，减少准妈妈们发生妊娠期并发症的风险，也有利于准妈妈们产后快速恢复身材。

 你知道在孕期应该如何管理体重吗？接下来，美小护就教你如何做好孕期体重管理。

问题1：孕期体重衡量标准是什么？

孕期适宜体重增长值及增长速率主要使用体重指数（BMI）来衡量，同时还需专业人员采用营养评估、生活方式指导、运动建议、定期产前检测及心理干预等各种方法来制定个体化的体重增长曲线。

BMI的算法为体重（kg）/身高^2（m^2），BMI是国际上常用的衡量人体胖瘦程度以及是否健康的标准。依据不同孕前BMI，体重增长推荐见表3。

表3　孕妇体重增长推荐

孕前BMI/（kg.m^{-2}）		孕期总体重增长范围/kg	孕中晚期的体重增长率（平均增长范围kg/周）
低体重	<18.5	12.5～18.0	0.51（0.44～0.58）
正常体重	18.5～24.9	11.5～16.0	0.42（0.35～0.50）
超重	25.0～29.9	7.0～11.5	0.28（0.23～0.33）
肥胖	≥30	5.0～9.0	0.22（0.17～0.27）

双胎孕妇孕期总增重推荐值：孕前体重正常者可增重16.7～24.3 kg，孕前超重者可增重13.9～22.5 kg，孕前肥胖者可增重11.3～18.9 kg。

问题2：孕期体重过度增长有哪些危害？

1.妊娠期高血压

超重孕妇罹患妊娠期高血压的概率会比正常体重孕妇高3倍左右，临床表现为高血压、水肿、蛋白尿。这会对胎儿造成严重危害，如胎儿生长受限、羊水减少、胎儿宫内窘迫、胎盘早剥甚至胎死宫内等。

2.难产

若体内蓄积过量脂肪，生产时产道阻力增大，产道会因脂肪压迫而弹性减弱，产妇容易发生宫缩乏力、产后出血，造成子宫胎盘缺血，宫腔压力增大，使子宫胎盘血流量减少或减慢，从而引起胎儿缺血、缺氧，严重者还可能引起新生儿窒息。

3.妊娠期糖尿病

孕期营养过剩、体重增加均会增加孕妇患妊娠期糖尿病的风险，使之易出现羊水过多、子痫前期等症状。同时，血糖控制较差的孕妇发生先兆流产的风险也会大大增加。

体重增长过度或者BMI过高的孕妇，可通过适量增加孕期活动量、咨询营养师调整饮食结构来达到减重的目的。

问题3：孕期体重增长不足有哪些危害？

体重增长不足、BMI过低的孕妇可能伴随胎儿营养不良等情况的发生，蛋白质、维生素及微量元素的严重缺乏甚至可能引起流产。体重增长不足、BMI过低的孕妇可咨询产检医生，通过超声检查等来判断宝宝发育情况。

问题4：孕妇膳食有哪些注意事项？

1.孕早期（孕12周内）

（1）清淡饮食，多吃各种新鲜蔬菜和水果、大豆制品、鱼、禽、蛋以及各种谷类。

（2）少食多餐，保证进食量。

（3）保证摄入足量富含碳水化合物的食物。

（4）多摄入富含叶酸的食物并补充叶酸：从计划妊娠开始多摄取富含叶酸的动物肝脏、深绿色蔬菜及豆类，并建议每日额外补充叶酸400～800 μg。

（5）禁烟、戒酒。

2.早孕反应期

（1）若无明显早孕反应可以继续保持平衡膳食；若孕吐明显或者食欲不佳，可以根据个人饮食喜好选择清淡、易消化的食物，如米、面、饼干等。

（2）进餐时间不用固定，少食多餐，合理摄入食物，特别是谷薯类，保证碳水化合物的摄入量。

（3）避免进食油腻和过甜的食物，以防胃液反流而刺激食管黏膜。

（4）可适当补充维生素B_1、B_2、B_6，维生素C可以减轻早孕反应的症状。

（5）若孕吐严重，必要时应及时就诊，寻求医生帮助。

3.孕中晚期（孕12周后）

（1）适当增加鱼、禽、蛋、瘦肉等优质蛋白的摄入，每周最好食用2～3次深海鱼类。

（2）适当增加奶类的摄入：奶类富含蛋白质，也是钙的良好来源。从孕中期开始，每日应摄入250～500 g奶制品以及补充600 mg

的钙，还可以适当地晒晒太阳。

（3）适当增加碘的摄入：孕期碘的推荐摄入量为230μg/d，孕妇在选用加碘盐外，每周还应摄入1～2次海带、紫菜等含碘丰富的海产品。

（4）常吃含铁丰富的食物：孕妇是缺铁性贫血的高发人群，基于胎儿铁储备的需要，孕妇应在孕中期开始增加铁的摄入，每日增加20～50g红肉，每周吃1～2次动物内脏或血液。出现贫血时，可根据医嘱额外补充铁剂。

（5）禁烟戒酒，少吃刺激性食物。烟草和酒精对胚胎发育的各个阶段有明显的毒性作用，因此应禁烟、戒酒。

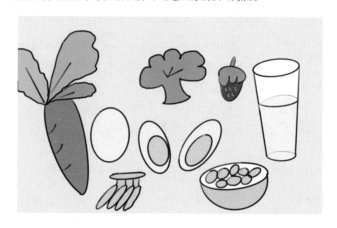

问题5：孕期如何进行适量的活动？

适量的活动可维持体重合理的增长。孕妇可根据孕前运动的习惯和目前身体情况选择合适的活动方式，以每周3～4次，每次不少于30分钟为宜。可进行中等强度的活动，如散步、快走、各种家务劳动、孕妇瑜伽、孕妇操、游泳等。对于孕前没有运动习惯的人而言，散步是最适合的运动。孕妇可以先从散步开始，散步对任何人来说都是很好的运动方式。但是走得太慢锻炼效果不佳，建议走到微微出汗的状态时，从慢走逐渐过渡到快步走，注意循序渐进哦！

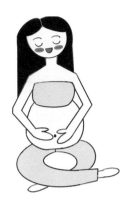

如孕前有跑步的习惯，怀孕后可以继续跑步，跑步的强度和节奏需要根据当下的情况进行调整。也可以选择有氧操，比如孕妇操、孕妇瑜伽都可以很好地加强心肺功能，但最好有专业教练指导。游泳是一项非常好的有氧运动，可以调动全身的肌肉，如果孕前就喜欢游泳，怀孕后可以继续坚持，但要选择正规游泳馆，挑选水质较好的地方。如果孕前不会游泳，请慎重选择这一项运动。在孕晚期，运动可能会引起生理性的子宫收缩，一般稍事休息以后可缓解。孕妇可找到属于自己的运动节奏，快慢结合。

问题6：哪些孕妇不适合运动呢？

对于胎盘倒置、有反复阴道流血、有先兆流产、有先兆早产等的孕妇暂时不建议运动，什么时候可以开始运动可以咨询产检医生。

孕期体重管理对准妈妈们和宝宝都至关重要，准妈妈们按照科学管理体重的三大原则，做到平衡膳食、适量运动和保持良好的生活方式，才能使孕期体重合理增长哦！

（杜盼盼）

孕期胎动自我监测

在孕晚期，准妈妈们总能听到医生和护士不断地叮嘱，要监测好胎动情况，数好胎动。

什么是胎动呢？为什么胎动对于怀孕的妈妈来说这么重要呢？下面，请跟着美小护一起学习孕期胎动自我监测的相关知识吧。

问题1：什么是胎动？

胎儿在子宫内活动时冲击子宫壁即为"胎动"。胎动是胎儿给准妈妈们信号，能够反映胎儿在子宫内的情况，胎动次数异常增加或减少往往提示胎儿缺氧的可能性。如果孕妇不重视自数胎动，没有及时发现胎儿缺氧，可能发生胎死宫内的悲剧。胎动异常时应及早就医，避免悲剧发生。

问题2：什么时间开始监测胎动？

大部分初次怀孕的孕妇在20周左右就可以感受到胎动了，但是早期羊水量多，宝宝运动量并不是很大，胎动就像是鱼在游泳、吐泡泡或打嗝，没有经验的孕妇很难分清，所以我们一般可以从28周以后开始每天数胎动。

问题3：如何正确计数胎动呢？

目前主要推荐的是时间固定法数胎动，即记录每天在固定时间内监测到的胎动数值。从胎儿开始活动到停止（5分钟内）算一次。数胎动前我们需要准备纸、笔、纽扣等计数工具或在手机上下载相关的APP，进行计数。准妈妈们最好选取舒适的体位，如左侧卧位、半卧位或坐位等。把双手轻放在腹壁上，静下心来专心体会胎儿的活动。胎动一次在纸上或APP上计数一次，一小时后得到本次的胎动计数值；每天分别将早、中、晚3次胎动计数相加，再乘以4，即为12小时的胎动数。

问题4：计数胎动时有哪些注意事项？

（1）数胎动时需注意环境安静、集中精神，每天在同一时间计数胎动，每次计数10次胎动并记录所用时间，以确保计数准确。

（2）5分钟内胎儿连续动几下只能计数一次。若使用APP计数，5分钟内的连续胎动会被自动记录为1次。如有节奏的"胎动"持续存在，是胎儿处于神经系统发育阶段，膈肌痉挛的表现，俗称"打嗝"，不是胎动，应予以排除，不得计数。

（3）正常情况下，一天中昼夜胎动次数有一定的变化，通常早晨胎动次数较少，18：00以后胎动次数增多，20：00～23：00胎动最活跃。1小时胎动应为4～5次；2小时胎动应大于10次；12小时胎动应大于或等于30次。

问题5：怎么判断胎动异常？

（1）若计数10次胎动所用时间超过2小时，建议就医检查。临近足月时，孕妇可能感觉胎动略有减少，若计数2小时胎动不足10次，可变换体位，如左侧卧位后，再做2小时计数，若仍小于10次，应及时就医检查。胎动计数2小时小于10次者，应考虑胎儿有宫内缺氧的可能，必须采取紧急处理措施。

（2）若胎动幅度减弱、胎动频繁后突然胎动减少，也应立即就医。

胎动是胎儿向妈妈报平安的一种信号，也是胎儿情况良好的一种表现。所以准妈妈们一定要养成数胎动的好习惯哟！

（王晗）

如何处理孕期常见的妊娠反应

 "我怀孕了，总是感觉恶心，频繁地呕吐，怎么办？"

 "我怀孕了，我胃反酸、胃疼怎么办？"

 "我怀孕了，头晕，嘴巴淡淡的，什么都不想吃，怎么办？"

 以上问题屡见不鲜，作为医务工作者的我们理解准妈妈们的焦急心情。大家不用惊慌，这是正常的"妊娠反应"！

问题1：什么是妊娠反应？

在孕早期（停经6周左右），孕妇体内人绒毛膜促性腺激素（hCG）增多，胃酸分泌减少及胃排空时间延长，易导致头晕乏力、食欲下降、恶心、晨起呕吐等一系列反应，统称为妊娠反应。

问题2：消化系统的不适该如何处理？

孕早期常出现恶心、呕吐等早孕反应，应少食多餐，忌油腻及辛辣刺激性的食物，一般孕3～4个月时症状可缓解。如发生妊娠剧吐，出现电解质紊乱时应及时就医，补液、补电解质。孕晚期时，增大的子宫会导致胃上移，胃内容物易反流引起胃灼热感，因此餐后应避免弯腰或者平躺，并适当活动以减缓此症状。

问题3：其他常见的孕期不适还有哪些？

1.缺铁性贫血

缺铁性贫血是妊娠期最常见的贫血，主要是由于胎儿生长发育

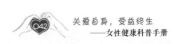

及妊娠期血容量增加，机体对铁的需要量增加所致。可以遵医嘱服用铁剂，补充身体所需铁元素；同时应配合服用一些维生素C，以促进铁的吸收。孕妇也可以根据自身情况多吃一些瘦肉、鸡蛋黄、动物血、黑木耳以及一些海产品等铁含量较高的食物，食物中的铁容易被人体消化吸收，能起到较好的补铁效果。

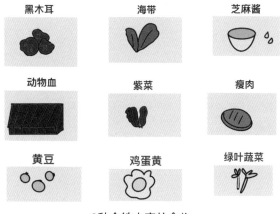

黑木耳　　　　海带　　　　芝麻酱

动物血　　　　紫菜　　　　瘦肉

黄豆　　　　鸡蛋黄　　　绿叶蔬菜

9种含铁丰富的食物

2.下肢水肿

下肢水肿多见于孕晚期，由于增大的子宫压迫静脉使血液回流变慢所致。建议清淡饮食、多吃利尿食物（如冬瓜、芦苇、洋葱、南瓜等）、增加蛋白质的摄入、保证充足的休息时间（睡眠时采取左侧卧位，下肢垫高15° 能促进下肢血液回流，改善水肿）。但需排除妊娠期高血压出现蛋白尿所致低蛋白血症引起的水肿。

3.下肢及外阴静脉曲张

下肢及外阴静脉曲张的孕妇应注意避免长时间站立，休息时抬高下肢以利血液回流，必要时可穿弹力袜。

4.便秘

便秘常由肠蠕动减慢及增大的子宫压迫肠道所致，应调节饮食结构，多进食纤维素多的蔬菜及水果。必要遵医嘱使用开塞露或口服膳食纤维类药物治疗。

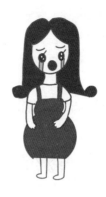

5.下肢肌肉痉挛

下肢肌肉痉挛俗称抽筋，应补充钙剂，也可适当按摩抽筋部位。

6.腰背酸痛

腰背酸痛多由子宫增大后重心前移，使腰椎向前突，腰背肌处于紧张状态所致，可适当休息、按摩。

 出现以上妊娠反应时，应根据不同情况及早对症采取必要的措施，以有效控制症状，避免不良后果。

（周丹、周新霞）

常见的孕期疾病

怀孕会让女性的身体发生很大的变化，有些变化会引起产前产后母体和胎儿的不适。怀孕期间孕妇除了要注意腹中胎儿的状况，也要注意自身的机体变化，以预防孕期特有的疾病。

 常见的孕期疾病该如何预防呢？我们一起来了解一下吧！

一、妊娠期糖尿病

妊娠期糖尿病是指怀孕前糖代谢正常，在怀孕期间才出现的糖尿病。女性怀孕之后体内激素会发生很大变化，如胰岛素分泌不足，可能会导致食物中的葡萄糖不能被分解和利用，从而出现血糖偏高。

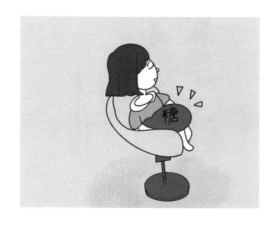

问题1：妊娠期糖尿病有什么症状？

妊娠期糖尿病的准妈妈们会出现多食、多饮、多尿等症状。妊娠期糖尿病不仅容易造成难产或早产，增加患妊娠期高血压的概率，还会对胎儿造成一系列危害。如影响胎儿神经发育，造成先天性畸形；胎儿出生后容易发生低血糖、新生儿呼吸窘迫综合征，严重者可导致脑部损伤。

问题2：妊娠期糖尿病该怎么预防呢？

孕期应控制体重，不要暴饮暴食，饮食应注意少糖、高纤维、粗加工，少吃红肉、多吃鱼，并固定用餐时间及分量。注意多运动，保证充足睡眠，不熬夜。对于血糖控制不好的准妈妈们，可以在医生指导下口服降血糖药或注射胰岛素，做好血糖监测。

二、妊娠期高血压

妊娠期高血压是指妊娠20周以后首次出现的高血压，收缩压≥140 mmHg[①]和（或）舒张压≥90 mmHg，并于产后12周内恢复正常，产后方可确诊。

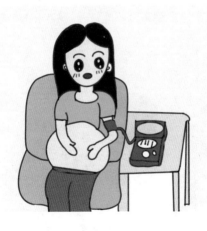

---

① 1 mmHg ≈ 0.133 kPa。

关爱自身，受益终生
——女性健康科普手册

问题1：妊娠期高血压有什么症状和危害？

妊娠期高血压主要表现为血压升高，伴或不伴蛋白尿和水肿，有些患者可出现上腹不适、血小板减少、抽搐、昏迷等症状。年龄≤18岁或≥35岁的孕产妇，有慢性高血压、慢性肾炎、糖尿病等病史，营养不良，体重过重，家族中有高血压史者是妊娠期高血压的好发人群。准妈妈们发生高血压时间越早，对胎儿的影响越大，易出现胎儿生长发育迟滞或胎儿窘迫等，胎盘早剥的发生率也会增高。

问题2：该怎么预防妊娠期高血压呢？

妊娠期高血压的孕妇应控制好体重，减少盐的摄入，养成良好作息习惯，不熬夜，多吃富含维生素C的水果和蔬菜，以增加血管弹性；富含蛋白质的食物能调节血压，也能保护心血管，但肾功能异常者注意摄取量。同时，应自行监测血压并做记录，注意胎动。平时应放松心情，遵医嘱定期产检，监测胎儿脐带血流状况。

三、缺铁性贫血

孕期缺铁性贫血是由于准妈妈们对铁摄取不足或吸收不良引起的，妊娠期外周血红蛋白<110 g/L及血细胞比容<0.33为妊娠期贫血。

问题1：孕期缺铁性贫血有什么症状？

轻度贫血的准妈妈们大多没有明显的症状，有些只表现为皮肤、口唇黏膜和睑结膜苍白。重度贫血的准妈妈们可表现为头晕、乏力、耳鸣、心悸、气短、皮肤毛发干燥、指（趾）甲脆薄、疲倦、食欲缺乏、腹胀、腹泻以及口腔炎、舌炎等，甚至出现贫血性心脏病、妊娠期高血压性心脏病等并发症的相应症状，还可能造成胎儿发育迟缓、流产或早产。

问题2：孕期缺铁性贫血该怎么预防呢？

血红蛋白的组成有蛋白质和铁元素，所以要预防孕期缺铁性贫血就要补充足够的铁元素和蛋白质。应遵医嘱正确补充铁剂，同时补充维生素C以促进铁的吸收。除了服用铁剂之外，建议准妈妈们食用含铁丰富的食物，如动物血、肝脏、瘦肉等，同时多吃富含维生素C的深色蔬菜、水果，如橙子、柚子、猕猴桃等。

四、血栓性静脉炎

由于子宫增大对下腔静脉的压迫增加，少部分孕妇当静脉血流过于缓慢时，可能会出现下肢单侧肿胀或酸痛，常提示有血栓在下肢的深部静脉内形成。肥胖、年龄超过40岁、曾经患有血栓或有家族病史、心血管疾病、免疫系统异常及怀孕前长期服用口服避孕药者、工作需久坐或久站，甚至已有静脉曲张的孕妇更要注意。

问题1：血栓性静脉炎有什么症状？

当准妈妈感觉到"其中一脚比另一脚更不舒服"，且"与平常肿胀感觉不同"时，很可能感觉不舒服的那一侧已发生深静脉栓塞。严重时可能造成产后肺栓塞，并发呼吸困难、胸痛、缺氧、发绀甚至休克。

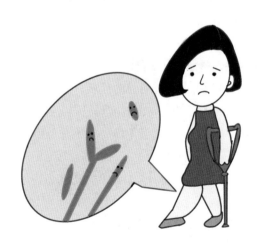

问题2：血栓性静脉炎该怎么预防呢？

多喝水、多运动，穿着弹力袜，可以减少静脉栓塞发生的可能。一旦有下肢异常肿胀现象，须尽快到医院就诊。若准妈妈确诊有深部静脉栓塞，在怀孕期间就必须开始治疗，遵医嘱使用抗凝血剂，以减少肺栓塞发生的可能；生完宝宝后更须密切监测，早期发现肺栓塞迹象。

我们从以上四种孕期常见疾病可以了解到，孕期良好的体重管理、饮食习惯，以及适当的运动都是非常重要的，与准妈妈们自身及胎儿的健康息息相关。

（何晓玲）

孕期羊水流出——"胎膜早破"知多少

"医生说我发生了胎膜早破，如果羊水流干了宝宝怎么办呀？"

"不会的，正常妊娠羊水的产生和吸收处于平衡状态，我们也会通过B超监测羊水情况。"

"那我能下床吗？小便怎么办呀？"

"医务人员评估胎头已衔接的情况下，能下床；未衔接的情况下，不能下床，应在床上解小便。"

"为什么不能下床呢？"

"胎头未衔接的情况下，下床容易导致脐带脱垂。"

"那我是不是也不能动了呀？"

"可以在床上活动，进行踝泵运动预防血栓形成。"

"那我是不是也不能吃东西了？"

"可以吃，多吃富含纤维素的蔬菜、水果，多饮水，防止出现便秘。"

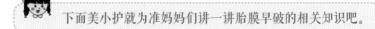

下面美小护就为准妈妈们讲一讲胎膜早破的相关知识吧。

问题1：什么是胎膜？

胎儿在母体子宫里被一种无色液体包围着，这种液体就是羊水，外层由胎膜包裹，胎膜俗称胎衣。

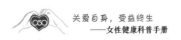

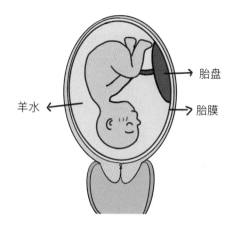

胎盘

羊水

胎膜

问题2：什么是胎膜早破？

正常分娩的情况下，胎膜破裂多发生在宫口近全开时。进入分娩前发生胎膜破裂称为胎膜早破。胎膜早破又分为足月胎膜早破（妊娠满37周后发生的胎膜早破）和未足月胎膜早破（妊娠满20周到 36^{+6} 周发生的胎膜早破）。胎膜早破的典型症状为孕妇突然感觉有较多的液体从阴道流出，有时可混有胎脂及胎粪，不伴有腹痛或其他产前征兆。

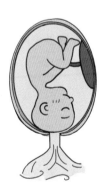

问题3：哪些原因会引起胎膜早破呢？

（1）生殖道感染：生殖道中的细菌上行感染到宫内，降低胎膜基质和胶质，减弱胎膜强度，从而引起胎膜早破。

（2）羊膜腔压力升高或创伤：在孕晚期，胎膜表面张力较大且较为敏感，腹部被剧烈撞击或腹压增加，如外伤史、性生活不当、剧烈咳嗽、暴怒、大笑、羊膜腔穿刺不当等易导致胎膜早破。

（3）前羊膜囊受力不均：异常胎位、头盆不称。

（4）营养因素：母体内维生素、钙、锌及铜等的含量不足，可使胎膜弹性减弱、张力差，抵抗外界侵袭的能力下降。

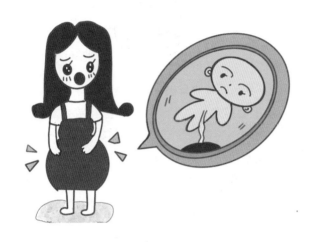

问题4：胎膜早破对母儿有哪些影响？

（1）母体的感染：主要症状是发热、脉率增快和子宫压痛。

（2）胎盘早剥：胎膜早破后宫腔压力改变，容易发生胎盘早剥。

（3）早产：胎膜早破如果发生在37周之前可能引起早产，是主要的早产原因之一。

（4）脐带脱垂：如果脐带在靠宫口比较近的情况下，胎先露未衔接，胎膜破裂时羊水会流出，羊膜囊的压力变化会导致脐带脱垂。

（5）胎肺发育不良：破膜时孕周越小，胎肺发育不良的发生率也会越高。

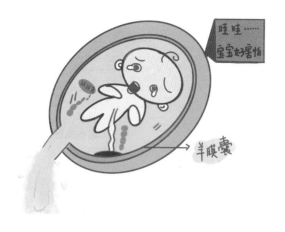

哇哇……
宝宝好害怕

→ 羊膜囊

问题5：发生了胎膜早破该怎么呢？

临床常采用抗生素预防感染、地塞米松促胎肺成熟、宫缩抑制剂保胎治疗等手段，尽量延长孕周。若延长孕周期间出现宫内感染迹象，比如发热、胎心监护异常等，就要及时终止妊娠。对于未足月胎膜早破，若妊娠<24周，以引产为宜；孕24～27^{+6}周时，新生儿并发症发生率高且严重，新生儿成活率较低，应侧重于减少对孕妇的创伤，进行阴道分娩是理想的选择；孕28～33^{+6}周时，胎肺已有一定程度的成熟，新生儿抢救的成活率将大幅度提高。若无继续妊娠禁忌应尽量延长孕周，最好延长孕周到34周以后，一般34周之后分娩的新生儿存活率较高。

问题6：孕期怎样预防胎膜早破呢？

（1）按时产检：及时了解自身和胎儿的健康状况。妊娠期应及时治疗生殖道感染。

（2）注意个人卫生：正确使用会阴垫，勤更换，保持会阴清洁干燥，防止感染。

（3）避免羊膜腔压力升高：孕中晚期不要进行剧烈活动，不宜过于劳累，切勿提重物，适当运动，放松心情；避免增加腹压的动作，比如暴怒、剧烈咳嗽等。

（4）减少刺激：孕期减少性生活，特别是怀孕最后1个月禁止性生活，以免刺激子宫造成胎膜早破。

（5）加强营养：多吃富含维生素、钙、锌、铜的食物，以提高胎膜抗张能力。

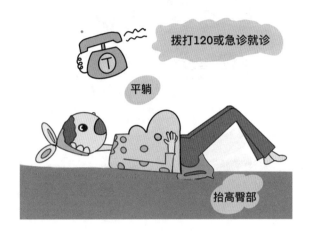

 如果在家里发生胎膜早破也不要慌张，立即前往医院就诊即可。

（李曼菱）

关爱自身，受益终生
——女性健康科普手册

开宫口到底是什么样

临产的产妇入住产科病房后，会接受宫口检查，准妈妈们都会有各种问题。

 "我宫口开了吗？"

 "你的产程刚刚开始，现在还没有开宫口呢！"

 "那宫口开多大才可以进产房呢？"

"一般情况下宫口开大至2cm时，你就需要进入产房待产了。如果之前有顺产过宝宝，有规律宫缩时就可以进入产房待产了。"

 "进入产房后，多久才能生啊？"

"这个问题确实不好回答，因为存在个体差异，不同的准妈妈产程长短也不尽相同。"

 在待产过程中常会听到的"开宫口"到底什么意思？下面，美小护就用通俗易懂的语言来为大家讲解一下。

问题1：什么是开宫口？

宫口扩张是产程观察的重要指标。临产后在规律宫缩作用下，宫颈管会逐渐缩短甚至消失，宫口逐渐扩张，宫口近开全时，宫颈边缘会消失，子宫下段及阴道会形成宽阔筒腔，利于胎儿通过。如果产妇之前没有生过孩子（即初产妇），宫颈管完全消失后宫口才会逐渐扩张，经产妇则是宫颈管消失与宫口扩张同时进行。

随着产程进展，子宫颈口会慢慢扩张至10 cm，能允许正常大小的胎儿经过，整个过程就被称为"开宫口"。有过生产经历的妈妈们都知道，在生产前开宫口的过程是最煎熬的，甚至比生宝宝的时候还痛，而且时间特别长，非常考验人的意志力。

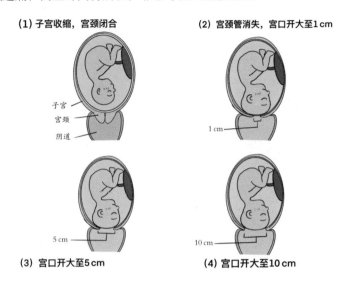

(1) 子宫收缩，宫颈闭合

子宫
宫颈
阴道

(2) 宫颈管消失，宫口开大至1 cm

1 cm

(3) 宫口开大至5 cm

5 cm

(4) 宫口开大至10 cm

10 cm

问题2：怎样才能知道开宫口的情况呢？

通常情况下是做阴道检查。准妈妈躺在病床上，双腿分开，由医生或助产士进行会阴消毒后戴无菌手套，从阴道将手指伸入，以手指来测量宫口扩张的程度。阴道检查时会有点不舒服，但不会很疼，准妈妈放松配合就好。

问题3：开十指是多大？

有的准妈妈认为，是不是医生或助产士能把手放进阴道就是开十指？其实并不是这样的，医护人员是用指头的宽度或者厘米数来表示的。如下图所示：一个指头的宽度约为1 cm，两个指头的宽度就是2 cm，四个指头的宽度就是4 cm。宫口开大至2 cm的时候，准妈妈就需要进入产房待产了。宫颈口全开就是差不多10 cm的宽度。

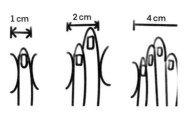
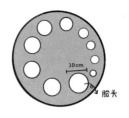

问题4：开宫口后多久能生产呢？

不同的孕妇产程长短不尽相同，对疼痛的敏感程度也各有差异。有的人生产可能需要5~6小时，也有人可能需要20小时，通常宫口开到6 cm后生产就很快了！

分娩能否顺利进行，取决于产力、产道、胎儿以及社会心理因素。提醒各位准妈妈，太紧张或太害怕也会影响生产激素发挥作用而造成产程过慢。因此，建议准妈妈们在分娩前多了解妊娠和分娩相关知识，消除不必要的心理压力和不良情绪。此外，准妈妈们还可以选择无痛分娩的方式来减轻疼痛。

（杜盼盼）

安全有尊严的分娩——无痛分娩

对于"分娩"这件事来说，很多女性满怀的不是期待，而是对宫口开十指钻心般疼痛的恐惧，也是对这漫长痛苦等待过程的畏惧。据统计，约44%的初产妇认为生产让人痛不欲"生"。疼痛会导致产妇体内儿茶酚胺分泌增多，而剧烈的疼痛感会引起儿茶酚胺类物质大量分泌并使产程延长，从而影响新生儿血液和氧气的供应，导致胎儿缺氧，增加剖宫产率。

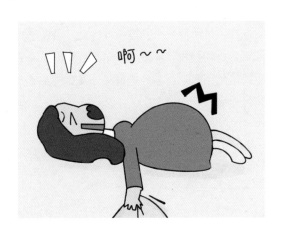

其实有的痛真不用自己扛！下面，美小护就为大家讲一讲既安全又能缓解分娩疼痛的方法——分娩镇痛。

分娩镇痛是指采用某种镇痛方法消除分娩时的疼痛，或将分娩过程中的疼痛降到最低程度。目前，分娩镇痛的方法主要分为非药物镇痛和药物镇痛两种。

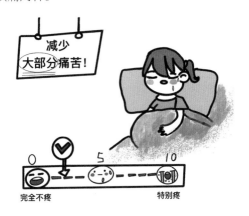

问题1：非药物镇痛的方法有哪些？

　　非药物镇痛包括导乐陪伴分娩、分娩球、自由体位、经皮电神经刺激疗法、按摩法、热敷法、呼吸减痛法、水疗法、芳香疗法、音乐镇痛法等。

1.导乐陪伴分娩

　　"导乐"是希腊语"Doula"的音译，原意为一位女性照顾另一位女性。"导乐陪伴分娩"就是由产科专业人员在产前、产时及产后给予产妇技术上的指导、心理上的安慰、情感上的支持和生活上的帮助，使产妇顺利愉快地度过分娩，这个过程就称为"导乐陪伴分娩"。

2.分娩球

　　产妇坐在分娩球上，在专业人员的指导下，适当地弹坐或做旋转运动，同时播放轻柔的音乐，在分散产妇注意力的同时缓解其会阴部及腰骶部疼痛，使全身肌肉放松，促进宫口的扩张。

3.自由体位

自由体位是指在产程中孕妇自由选择采取卧、走、立、坐、跪、趴、蹲等舒适的姿势，通过体位的变化来调整产妇的精神心理状况，达到增加产力、放松产道和纠正胎位等目的，利于分娩的顺利进行。自由体位的好处是可以加速宫口扩张和胎先露下降，从而促进自然分娩，降低剖宫产率；自由体位时可减轻胎儿对腹主动脉压迫，改善胎盘血供，有效减少胎儿宫内窘迫、新生儿窒息的发生率。

4.经皮电神经刺激疗法

经皮电神经刺激仪又称导乐仪，是将专用电极片贴于产妇的腰背部及手腕部，通过电刺激传入神经，抑制分娩过程中子宫、阴道和会阴部引起的疼痛刺激，达到减轻疼痛的效果。

5.按摩法

按摩可促进局部血液循环，减轻疲劳和疼痛，增加舒适感。宫缩时可用手或按摩工具按摩孕妇的腰部、尾骶或四肢，并根据孕妇的反应及感受及时调整按摩的方式和力度。

6.热敷法

利用热敷袋对孕妇的疼痛部位进行热敷并配合按摩，有利于血液流通，缓解分娩疼痛。

7.呼吸减痛法

孕妇在分娩时将注意力集中在自己的呼吸上，在不同的产程阶段采用不同的呼吸方式。有控制地进行节奏式呼吸能保证产妇有充足的血氧供应，从而维持良好的生理状态。

8.水疗法

孕妇可进行温水淋浴，有助于镇静放松，缓解紧张、疲劳，有利于宫颈扩张，从而加速产程。

9.芳香疗法

芳香植物精油可以通过吸入、按摩、沐浴、熏香、外涂等多种途径，经由呼吸或皮肤等方式吸收进入体内，达到舒缓精神压力、缓解疼痛的目的。

10.音乐镇痛法

音乐镇痛法是音乐治疗与专业陪伴分娩的融合。轻松的音乐可使听觉中枢抑制痛觉中枢，在指导性音乐想象方法的基础上，结合呼吸、冥想、放松、体位、抚触、按摩等技巧，可以缓解产妇的紧张、焦虑、恐惧心理，促进内啡肽的分泌，令产妇身心放松，达到降低产妇分娩疼痛的目的。

问题2：药物镇痛的方法有哪些？

药物镇痛主要包括全身阿片类药物麻醉和椎管内麻醉镇痛（硬膜外镇痛或脊椎麻醉）。目前临床上最主要的镇痛方法——硬膜外麻醉镇痛，即椎管内分娩镇痛法，俗称"无痛分娩"，是国内外麻醉界公认的镇痛效果最可靠、应用最广、最可行的镇痛方法。

1.椎管内分娩镇痛法的特点

（1）使用自控镇痛泵，可提高分娩镇痛效果，尤其适合于疼痛剧烈的产妇。

（2）产妇可清醒地参与产程的全过程。

（3）可灵活地满足产钳和剖宫产的麻醉需要。

（4）需要顺产转剖宫产时可直接进行椎管内麻醉，缩短麻醉操作时间，对母婴平安至关重要。

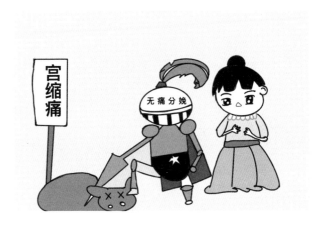

2.椎管内分娩镇痛的注意事项

椎管内分娩镇痛应以产妇自愿为前提且必须经产科医务人员评估才能进行。全身或腰背部有感染及凝血障碍、血小板低或颅内压升高的产妇不适用。麻醉过程需要产妇绝对配合，对于配合有难度的产妇，如有脊柱手术史，脊柱侧弯严重者，麻醉操作的风险会增加。局部麻醉药品过敏者也不可行椎管内分娩镇痛。

3.麻醉药物对母婴的影响

椎管内分娩镇痛所用麻醉药物浓度及剂量远远低于剖宫产麻醉，进入血液循环的药量更是微乎其微，多数药物很快就会被代谢掉，对产妇和宝宝没有危害，对产后即时哺乳也没有影响。

无痛分娩的意义不仅仅在于"无痛"，其本身还可以提高产程的安全性，显著降低胎儿宫内缺氧及酸中毒的发生率。在产妇宫缩良好的情况下，分娩镇痛不但对母婴双方没有害处，反而是有益的哦。

（杜盼盼、李曼菱）

轻松应用导乐球，产程止痛好帮手

准妈妈们来到待产室，总会被一些又大又圆的彩色大球吸引，她们对这些球充满了好奇。

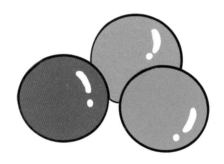

"咦？这是瑜伽球吗？难道我待产会在这里做瑜伽锻炼吗？"

"哇，这个球好神奇啊，坐一坐，好像宫缩都没那么疼了呢！"

"这是导乐球，可以缓解宫缩的不适，增加分娩的幸福感和舒适度。我们有很多导乐方式可以帮助你，导乐球只是其中的一种方式。"

"哇！我太爱这个球了，比躺在床上舒服多了！"

神奇的导乐球到底是什么呢？导乐球都有哪些作用呢？导乐球怎么使用呢？哪些人群不适合用导乐球？让我们一起走进导乐球的世界吧！

问题1：导乐球是什么？

导乐球又叫分娩球，可以增加盆底肌肉的弹性，促进胎头下降，预防经阴道分娩时会阴裂伤。比瑜伽球更加柔软、质地更好，更适合孕妇使用。

问题2：导乐球有什么用呢？

1.避免肌肉紧张

一直躺在床上待产的准妈妈们，往往会保持着同一个姿势，容易造成肌肉紧张，增加生产难度。使用导乐球，可以避免肌肉过度紧张，让分娩更加轻松。准妈妈可以自主调整选择最佳的待产姿势，并保持良好的状态。

2.分散注意力

使用导乐球的过程有趣好玩，可以分散准妈妈们的注意力，减少其对宫缩疼痛的关注度。并且准妈妈们可借助导乐球，不断地调整自我状态。

3.帮助宫口扩张

在使用导乐球的同时播放轻柔的音乐，可以让准妈妈们倍感舒适，更加放松，更利于宫口扩张，有效地缩短待产时间。

4.缓解背部不适

很多准妈妈会感到腰背疼痛，使用导乐球可以使准妈妈们不断地变换姿势并摆动骨盆，以此来缓解腰部与背部的不适。

问题3：导乐球怎么使用呢？

准妈妈们可以选择在宫缩间隙期骑坐在导乐球上，随着球体来回晃动身体，但注意幅度不要过大，臀部不能离开球面。也可采用趴在球上的姿势使用导乐球，但要注意旁边一定要有产科工作人员在场进行指导。训练时，准妈妈能感觉到大腿、小腿、会阴部、肩部及腰背肌肉的张力。使用导乐球时，请避免周围有尖锐物品。

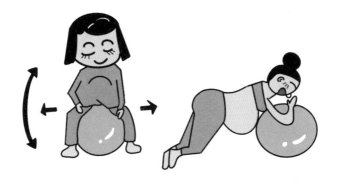

问题4：哪些人群不适合用导乐球？

（1）母亲因素：患有高血压、癫痫、心脏病等严重合并症。

（2）妊娠并发症：前置胎盘、胎盘早剥、早产、不稳定的胎位。

（3）胎儿因素：胎心异常。

（4）使用硬膜外麻醉镇痛的孕妇需在产科工作人员指导下坐球。

（5）药物使用：如使用盐酸哌替啶、地西泮等药物治疗时。

 导乐球专为产妇分娩研制，是舒适分娩的好帮手。在产妇使用导乐仪进行分娩镇痛之后使用导乐球，能有效地帮助产妇缩短2～4小时产程，促进产程进展并减少产妇恐惧、紧张、疼痛综合征的发生；还可以促进胎头下降及宫颈扩张，使宫缩更有效。希望各位准妈妈都能好好使用哦！

（杜盼盼）

呼吸也能镇痛——拉玛泽呼吸法

拉玛泽呼吸法，也称为心理预防式的分娩准备法，是一种非药物性的镇痛方法，其镇痛机制是通过将注意力集中在呼吸的调整上来减轻疼痛，以帮助孕妇更好地应对宫缩痛，增强分娩的信心。

 请跟着美小护一起学习"拉玛泽呼吸法"吧！

问题1：拉玛泽呼吸法有哪几种呼吸方式呢？

1.廓清式呼吸

廓清式呼吸也叫腹式呼吸，也就是深呼吸。首先全身放松，眼睛注视一点，用鼻子吸气（腹部凸起），持续5～8秒，然后用嘴呼气（腹部回到原来位置），持续5～8秒，胸部保持放松。（口令：吸——吐——）

2.胸式呼吸

鼻子吸气（感觉胸部膨起），用嘴呼气（胸部回到原来位置），腹部保持放松，感受到胸廓起伏。（口令：吸二三四吐二三四）

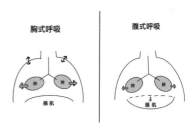

3.浅而慢加速呼吸

在胸式呼吸基础上，由鼻子吸气，用嘴吐气，呼吸节律根据宫缩而变化，随宫缩增强而加强，随宫缩减弱而减缓。（口令：吸

二三四吐二三四，吸二三吐二三，吸二吐二，吸、吐，吸、吐，
吸、吐，吸二吐二，吸二三吐二三，吸二三四吐二三四）

4.浅的呼吸

微微张嘴，一呼一吸在喉咙处发生，吸气和吐气时间相等，避免换气过度。（口令：吸吸吸吸，吐——）

5.哈气运动

用于宫口未开全而有强烈便意感时，嘴巴张开，向外短而有力地哈气或像吹蜡烛一样地吹气，主要是用于避免过度用力，有效控制分娩速度。

问题2：如何有效应用拉玛泽呼吸法？

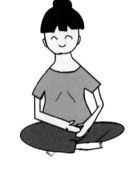

（1）宫口开大0～3 cm时采用胸式呼吸。廓清式呼吸 → 胸式呼吸（口令：吸二三四吐二三四，重复至宫缩结束）→ 廓清式呼吸。

（2）宫口开大4～8 cm时采用浅而慢加速呼吸。廓清式呼吸 → 浅而慢加速呼吸（口令：吸二三四吐二三四，吸二三吐二三，吸二吐二，吸吐吸吐吸吐，吸二吐二，吸二三吐二三，吸二三四吐二三四，重复至宫缩结束）→ 廓清式呼吸。

（3）宫口开大8～10 cm时采用浅的呼吸。廓清式呼吸 → 浅的呼吸（口令：吸吸吸吸，吐——，吸气和吐气时间相等，重复至疼痛结束）→ 廓清式呼吸。

妊娠满7个月后即可进行拉玛泽呼吸的练习，分娩前更要经常练习。有心悸、头疼、出血、心律异常等症状的产妇不宜进行拉玛泽呼吸法的练习。

（杨碧环）

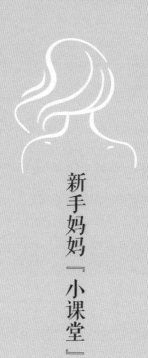

新手妈妈『小课堂』

哺乳期的十大误区

"你们这儿有没有奶粉呀？我爱人才出了手术室，又没有吃东西，没有奶水呀！宝宝吃了半天还是一直哭。"

"你不要着急，我先去看下妈妈和宝宝的具体情况。"

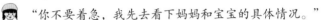

新手爸妈们总是担心妈妈产后奶水不足，在哺乳上存在着许多误区，下面就让美小护一一解答。

问题1：产后多久才下奶？

研究表明，乳腺细胞在孕16周就已具备合成乳汁的能力，由于孕期维持妊娠的需求，高水平的孕激素抑制了泌乳素的分泌，乳汁并不会大量产生。但是，当胎盘剥离的那一刻，孕激素水平就会直线下降，泌乳素水平则会直线上升，此时泌乳的开关就已全部打开。所以，产后的妈妈们都是有奶的。

问题2：产后需要找通乳师开奶吗？

产后1小时内的确需要做到我们常说的"三早"，即早接触、早吸吮、早开奶。但这里所说的早开奶，是让宝宝趴在妈妈身上进行肌肤接触，通过宝宝的吸吮帮助妈妈早开奶，而非市面上的"开奶师"开奶。实际上，宝宝就是妈妈最好的开奶师、通乳师。

问题3：宝宝哇哇大哭就是没吃饱？

在产科病房里，总是有很多妈妈一听到宝宝哭，就怀疑是因为自己奶水不足，宝宝没吃饱才这样。实际上，刚出生的宝宝胃容量小且需要频繁喂养，初乳的量足够满足新生儿的需求。宝宝哭闹并非仅因为没有吃饱这一个因素，还可能他们刚刚脱离母体，对新的环境、声音、光线都特别敏感，因害怕而哭闹，此时请多给宝宝和妈妈一点耐心，帮助他们度过磨合期。判断宝宝奶量是否摄入足够，主要依据宝宝的大小便次数、量及精神状态。

问题4：哺乳时，乳头疼痛是正常现象吗？

正确的哺乳姿式，要让母婴都感到幸福、舒适。所以，必须查出疼痛的根源，比如婴儿不恰当的体位和含乳姿势、舌系带过短、感染、乳汁量不足、乳腺炎、乳头扁平或凹陷、血管痉挛或婴儿腭的结构异常等。婴儿不恰当的体位或乳头含接不当是最常见的导致乳头疼痛的原因，占所有乳头疼痛原因的90%。

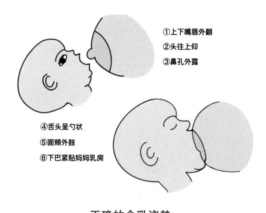

①上下嘴唇外翻
②头往上仰
③鼻孔外露
④舌头呈勺状
⑤面颊外鼓
⑥下巴紧贴妈妈乳房

正确的含乳姿势

问题5：初乳有哪些作用？初乳清汤寡水，是没有营养吗？

乳汁的颜色与不同的泌乳阶段、母亲的饮食习惯以及乳腺导管本身的状态有关。有些妈妈的初乳看上去像米汤一样清淡，有的看上去却金灿灿的，特别浓稠，其实不管妈妈的初乳是什么颜色，都是最适合自家宝宝的食物。初乳里面含有大量的免疫球蛋白（IgA），这个是新生儿体内所没有的，它可以像油漆一般覆盖在新生儿未成熟的消化道的黏膜表面，增加宝宝的抵抗力。

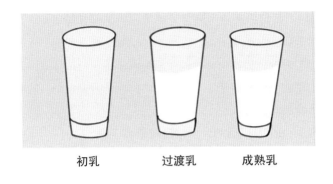

初乳　　　　　过渡乳　　　　成熟乳

问题6：新生儿需要喂水吗？黄连水能"去胎毒"吗？

世界卫生组织、美国儿科学会等均指出：不管采用纯母乳喂养还是配方奶喂养，6个月内的宝宝都无须添加水分及果汁。对于新生儿来说，水分摄入过多不仅会影响其奶量的摄入，导致生长发育迟滞，还会增加其肾脏负担。此外，很多地方还流传着喂黄连水来"去胎毒"的说法，其实是不科学的，黄连水喂下去后不仅会伤害到宝宝娇嫩的消化道，引起消化道出血、坏死性小肠结肠炎等疾病，严重时甚至还会危及生命。

问题7：各种神奇的"下奶汤"真的可以下奶吗？

妈妈乳汁量的多少取决于乳汁频繁排出的速度，乳房接到宝宝的"订单"越多，妈妈的产奶量就会越多，如果宝宝把"订单"下给奶粉厂，导致妈妈"乳房工厂"接到的"订单"太少，妈妈的产奶量就会减少。"下奶汤"并不能帮助妈妈分泌乳汁，相反，"下奶汤"中大量的油脂不但会使妈妈的体重飙升，还会导致乳汁的黏稠度增加造成堵奶，所以哺乳期饮食均衡即可。

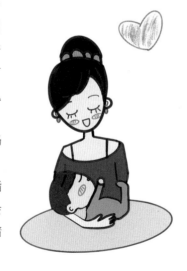

问题8：妈妈患乳腺炎而且发热了，还能继续哺乳吗？

如果是因为乳腺炎引起的发热，不仅不能停止喂奶，反而要让宝宝多吸吮患侧乳房，这样可以使妈妈乳汁里面的抗体持续增加，让乳汁流动起来，乳腺炎才能好得快。此外，研究发现，哺乳还有利于降低发热妈妈的体温，减轻其痛苦。

问题9：6个月以后的乳汁就没有营养了吗？

众所周知，纯母乳喂养可以满足宝宝前6个月的全部营养需求。6个月后宝宝就要开始添加辅食，是不是妈妈的乳汁就没有营养了呢？并不是，宝宝需要更多元化的营养来满足他们的生长发育需求，辅食和母乳不是对立的关系，而是相辅相成的。理想状态下，母乳在宝宝1岁以前仍然可以提供给宝宝一半以上的能量需求及优质蛋白等多种营养物质。世界卫生组织及美国儿科学会相继提出：在为宝宝添加辅食的同时，要持续喂母乳到2岁或2岁以上。

问题10：宝宝黄疸时晒太阳就能好吗？

对于生理性黄疸的宝宝，虽说太阳光有一定的退黄作用，但实际上其效果微乎其微，还有许多副作用，如晒伤皮肤或眼睛等。而且阳光里面的红外线还可能会使宝宝的体温升高，使宝宝烦躁不安。所以，对于生理性黄疸的宝宝，应加强喂养，促进其多吃多排，不建议通过晒太阳退黄。如果是病理性黄疸，就必须进行医疗干预，光疗是降低血清非结合胆红素最为简单有效的方法。

哺乳期的十大误区，你都学会了吗？

（左志辉）

手把手教你正确的"手挤奶"方法

经常会有宝宝因为早产或者疾病被迫与妈妈分离，或者妈妈因乳头皲裂、疾病不宜实施母乳喂养，这时就非常需要掌握"手挤奶"这项重要的技巧。

 下面，美小护就手把手地教你正确的"手挤奶"方法。

问题1：如何进行"手挤奶"？

洗净双手，轻轻摇晃乳房或用温水热敷乳房，这样有助于"唤醒乳房"，刺激喷乳反射的来临。再用大拇指和食指轻轻地去揉搓或者挤捏"豆豆"（乳头），模拟宝宝吸吮的动作，进一步刺激妈妈的喷乳反射。喷乳反射来临时，拇指与其余四指分开摆成一个"C"字形，拇指和食指置于距离"豆豆"2.5～4 cm处。

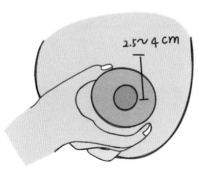

手法

"手挤奶"通常采用"压、挤、放"的步骤进行。①压：手指朝乳房压下去。②挤：拇指与其他手指相对挤压乳房，并轻轻地向"豆豆"方向滑动，但手不要离开乳房。③放：手放松但不要从乳房上拿开。每次下压、对挤、放松都应有节奏地进行，可以想象一下宝宝吃奶时候的频率。

问题2：挤不出奶是奶水不足吗？

挤不出奶不一定是奶水不足，也可能是挤奶的位置不正确。挤奶时应该挤压乳晕下面的腺体，而不是挤"豆豆"，也不是拉皮肤，如果一味地拉扯"豆豆"，乳房是不会泌乳的。

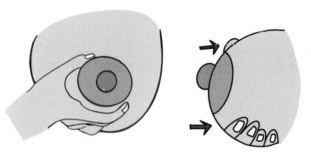

用力方向

"手挤奶"是最方便、经济、有效的挤出乳汁的方法。如果不能马上挤出乳汁，妈妈也不要着急，这是一个反复试验、熟能生巧的过程。

（左志辉）

如何正确选择与使用吸奶器

虽然"手挤奶"是最方便、经济、有效的挤出乳汁的方法，但是如果长时间地用手挤奶，妈妈的脖子和手会非常酸痛。对于长时间母婴分离的妈妈，建议使用比较省时、高效的吸奶器。

市面上的吸奶器种类繁多，到底哪种才是最适合自己的呢？下面美小护将为大家介绍三种常见的吸奶器：手动吸奶器、电动吸奶器、抽气筒和橡胶球式吸奶器。

问题1：这三大吸奶器分别有什么特点呢？

1.手动吸奶器

（1）优点：价格便宜、购买渠道多、方便携带。

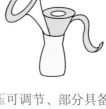

（2）缺点：费时费力、出奶效率低。

2.电动吸奶器

（1）优点：省时省力、出奶效率高、负压可调节、部分具备接近生理吸吮模式的自动循环周期。

（2）缺点：价格昂贵、购买渠道少、需要电源、有噪声、长期使用容易导致乳晕水肿。

3.抽气筒和橡胶球式吸奶器

（1）优点：价格便宜。

（2）缺点：吸力单一；不利于消毒；抽气筒储存乳汁量有

限，需频繁倒出；易导致乳头疼痛和损伤；容易污染乳汁；容易滋生细菌。

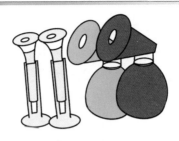

问题2：使用吸奶器的误区——吸力越大越好吗？

吸奶器并不是吸力越大越好，一定要使用自己感觉舒适的挡位。先从最低挡往高挡调节，感觉有一点不舒服的时候，就要往下调节一挡，这个时候就是自己能够承受的最大舒适负压。每个妈妈的最大舒适负压都是不一样的哦。

问题3：如何选择吸奶器喇叭罩？

吸奶器喇叭罩的选择也是非常重要的。尺寸不匹配会导致乳腺导管被压迫，影响乳汁的流出，增加乳头疼痛及损伤的风险。所以，在购买前我们要测量一下自己的"豆豆"大小，测量出来的"豆豆"大小加4 mm即为适合自己的吸奶器喇叭罩的尺寸。

乳头摩擦管侧壁，尝试更大的尺寸

乳头居中可自由移动

乳头和过多的乳晕被吸入管道中，尝试更小的尺寸

问题4：如何正确使用吸奶器？

（1）选择一个安全、安静的环境，可以在开始吸奶前喝杯温开水或是冲个热水澡，开启音乐，采用按摩、摇晃、抚摸等方式来"唤醒乳房"，促进乳汁分泌。

（2）吸奶应该像喂奶一样舒服，妈妈可以用枕头、脚凳或其他东西让自己姿势舒服些，然后将喇叭罩的中心对准"豆豆"使喇叭罩完全紧贴到乳房上。

（3）先选择泌乳模式，当看到有大量乳汁开始喷射时，应马上切换到吸乳模式，要从较低负压的模式开始吸乳，逐渐增加压力到舒适范围内的最大负压。

（4）第一次喷乳反射退去后继续吸乳，几分钟后会出现第二次喷乳反射，很有可能还会有第三次喷乳反射，持续吸乳直到乳房变软为止。

（5）吸奶时，可以试着挤压乳房来增加乳汁流量。吸完奶后把喇叭罩取下来，花一分钟再用手挤一下乳房，可以将吸奶器无法吸出的残余乳汁挤出来。

如何正确选择与使用吸奶器，你学会了吗？

（左志辉）

堵奶了，试试你怀里的这个"金牌通乳师"

👩 "老公，我已经连续一周吃大鱼大肉了，你看我现在的乳房又红又肿，还特别痛。"

👨 "老婆，你得多吃点，宝宝才有奶喝。"

👩 "每顿6个鸡蛋，我实在吃不下了，而且我现在感觉已经堵奶了，我这会儿全身都在发烫。"

👨 "那我先给你量个体温吧！"

🧕 "不要慌，等我去烧壶开水来给你热敷下，然后再用梳子刮两下就通了，实在不行，让你老公来给你吸两口就'穿'（通）了，我们那个年代都是这么处理的。"

👨 "呀，都39.5℃了，应该是堵奶了，一会儿让咱妈给你揉一下，实在不行就请个通乳师嘛。"

👧 堵奶不可怕，可怕的是没有及时、正确处理，发展成了乳腺炎。老公吸、梳子刮、开水烫、长辈揉、拔火罐、不喂奶等都是错误的应对方式，下面就让美小护来科普一下堵奶的相关知识吧！

问题1：堵奶后可以自己在家解决吗？

当然可以。堵奶时，妈妈可以让怀里的"金牌通乳师"——宝宝来帮忙，哪里有硬块儿就让宝宝对着哪里吸吮。

问题2：可以让老公吸吗？

不行。成人和宝宝的吸吮模式完全不一样，而且成人的口腔里面有非常多的细菌，乳汁可以从出乳孔出来，细菌也可以从出乳孔进去。

问题3：可以热敷乳房吗？

不能。只能冷敷，禁止热敷，热敷后炎症会扩散哦。

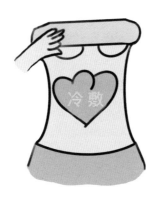

问题4：可以请通乳师通奶吗？

不建议找通乳师通奶。堵奶时，乳腺管里乳汁充盈，管壁被撑大撑薄，暴力按揉易使管壁破裂，导致乳汁外溢引起炎症，形成脓肿。其实，最好的"金牌通乳师"就在妈妈怀里，堵奶早期，宝宝就可以帮忙解决哦。

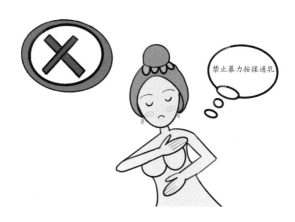

问题5：为什么会发生乳腺炎？

哺乳期乳腺炎是在各种原因造成的乳汁淤积的基础上发生的乳腺炎症反应，伴或不伴有细菌感染。临床常表现为红、肿、热、痛，可伴有体温升高、寒战、流感样以及全身不适等症状，严重时甚至会形成脓肿。乳腺炎最常见的诱因是哺乳期乳头皲裂、破损（细菌容易从皲裂的乳头进入体内），其次是乳房外伤、乳汁淤积、哺乳次数过少或者哺乳时间过于固定、漏喂一餐、乳汁分泌过多、母亲过度疲劳、断奶太快等。调查显示，大部分哺乳期乳腺炎都是乳汁淤积引起的。

问题6：用药、输液后还能哺乳吗？

许多药物都不影响哺乳，药物级别分为L1～L5级，L1级药物是哺乳期最安全的药物。保险起见，用药、输液后是否能够哺乳应在医生及药师的指导下决定。

 堵奶发热的宝妈，若自行在家有效哺乳和冷敷24小时后，病情持续恶化，应及时到医院就诊。

（左志辉）

哺乳期妈妈出现乳头疼痛怎么办

正常情况下，产妇哺乳时乳头应无明显不适或仅有轻微的牵拉感。如果在哺乳时，宝宝吮吸乳房的方式不当，未将足够的乳晕部分含入口腔内，而是仅仅含住了乳头的顶部，这时宝宝反复地吮吸便会导致妈妈乳头出现疼痛。

乳头疼痛这种不愉快的体验是导致妈妈们提前放弃母乳喂养的主要原因之一。如果已经发生了乳头疼痛该怎么办呢？

问题1：乳头疼痛是正常的吗？

出现乳头疼痛时，家里老人总是说"喂奶本来就疼，我以前也有这样的感受，忍忍就过去了"。这是真的吗？当然不是，喂奶时乳头疼痛是不正常的。

问题2：怎样才能避免乳头疼痛呢？

吸吮不当或含乳不当是产后早期乳头疼痛最常见的原因。推荐采用"半躺式哺乳姿势"。母亲可以很舒适地半躺，宝宝也能轻松含乳，将宝宝紧紧地贴合在母亲温暖的腹部上，宝宝可以自主调整、自主含乳，有利于避免或改善乳头疼痛。喂养时母亲应放松、用手托住新生儿的臀部，使宝宝身体贴近母亲，头与身体呈一条直线，头面向乳房，下颌紧贴乳房，鼻子对着乳头。宝宝含接时张大嘴，上下唇外翻，舌呈勺状环绕乳房，面颊鼓起呈圆形，可见到上方的乳晕比下方多，看到宝宝慢而深地吸吮，有吞咽动作且能听到吞咽的声音。

正确清洁乳房可以避免乳房细菌性或真菌性感染，防止发生乳腺炎。清洁乳房时，不要用力擦拭，不要使用肥皂、药物性的乳液和油膏。出现乳头皲裂等皮肤问题时，喂奶后可以挤少许乳汁涂在乳头及乳晕上，促进乳头皲裂的部位自然愈合。宝宝停止吸奶时，让其自然松开乳头，避免强行将乳头从宝宝口中扯出。乳头疼痛明显者还可以选择涂抹羊脂膏。

哺乳期间，乳头疼痛时要认真找原因，找到合适的解决方法，让妈妈和宝宝能够更好地配合，度过最亲密、最美好的哺乳时光！

（李小蓉）

作为女人，你会做这样的运动吗
——Kegel运动

产后的妈妈可能会遇到以下尴尬的情况，给生活带来许多烦恼：咳嗽、打喷嚏、大笑时小便就会不自主流出来；无尿路感染却会出现尿急、尿频，或者一尿急就漏尿；长期便秘、大小便失禁；阴道松弛，同房没感觉或因疼痛惧怕性生活。

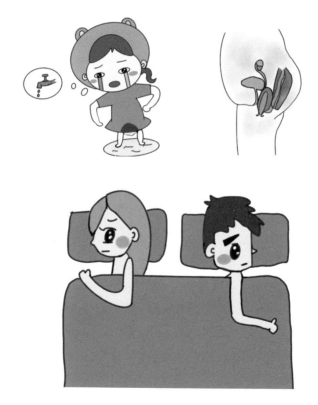

这些尴尬医学上称之为：大小便失禁、盆腔器官脱垂、性功能障碍，都属于盆底功能障碍性疾病。下面，美小护就为大家介绍一种随时随地、任何场合都可以做的私密运动——Kegel运动，帮产后妈妈重塑盆底功能，做回"紧致"女人。

问题1：什么是Kegel运动？

Kegel运动由美国医生Arnold Kegel在1948年发明，是有意识地对盆底肌肉群进行自主收缩锻炼的一种盆底康复方法。Kegel运动锻炼可以增加尿道阻力、加强控尿功能、解决大小便失禁等问题，同时可以改善阴道松弛及盆腔器官脱垂问题，还可以改善性功能。

问题2：哪些人可以进行Kegel运动呢？

所有人都可以进行这项运动，以下人员更需要：①孕中期及孕晚期女性。②产后女性。③中老年女性。④肥胖女性。⑤盆腔术前及术后女性。⑥长期负重劳动及运动女性。⑦慢性便秘或者长期咳嗽的人群。⑧夫妻生活不和谐者。最后告诉大家一个小秘密，希望拥有紧致的盆底肌、和谐性生活的人都可以尝试这项运动，男性也需要哦！

问题3：如何进行Kegel运动呢？

1.Kegel运动的关键——找到盆底肌收缩的感觉

盆底肌属于骨骼肌，受人意志控制，可以通过锻炼变得更强健、更紧致。盆底肌分为Ⅰ类和Ⅱ类肌：①Ⅰ类肌（又称为慢肌）主要起支撑盆底的作用，Ⅰ类肌受损主要表现为子宫脱垂、阴道壁松弛等。②Ⅱ类肌（又称为快肌）主要起控尿、控便及维持性功能的作用，Ⅱ类肌受损主要表现为漏尿、漏粪及性生活不和谐等。

想要找到盆底肌收缩的感觉，可以采取以下几种方法。

（1）排尿中断法：试着在你排尿时突然憋尿停住，放松后又能继续排尿，这种尿流中断的感觉就是来自盆底肌的收缩。注意只能用这种方法协助找到盆底肌收缩的感觉，不要在排尿时做Kegel运动哦！

（2）手指插入法：洗净手，将食指和中指放入阴道内，用力夹紧，会感受到手指被周围肌肉裹紧，那就是盆底肌在收缩。

（3）照镜子：把镜子放在会阴前方，试着收缩和放松阴道及肛门，若会阴有明显的运动，就说明找到盆底肌收缩的感觉了。

（4）在性生活时收缩盆底肌，询问性伴侣的感受，对方有被裹紧的感觉就是盆底肌收缩的感觉。

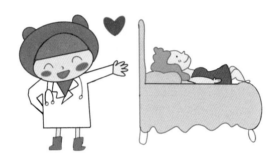

2.Kegel运动四步走

（1）排空膀胱，利于训练效果，避免尿路感染。

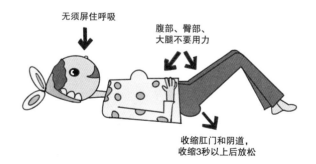

无须屏住呼吸

腹部、臀部、大腿不要用力

收缩肛门和阴道，收缩3秒以上后放松

（2）仰卧平躺，双膝弯曲，双脚打开与肩同宽，伸直手臂并将手心向下。

（3）①Ⅰ类肌训练：缓慢收缩阴道和肛门，感觉到收缩和上提，保持3～5秒，然后缓慢放松3～5秒。收缩保持逐渐延长5～10秒，放松5～10秒。收缩时间=放松时间，每天训练时间不少于20分钟。②Ⅱ类肌训练：用最大力量收缩阴道及肛门然后快速放松。放松时间=2倍收缩时间，每天训练时间不少于10分钟。

（4）Ⅰ类肌训练与Ⅱ类肌训练可以交替进行，每日2～3次，每次15～30分钟，或每日150～200个，每周坚持3～5天，6～8周为1个疗程，一般4～6周有改善，坚持3个月效果更明显。

问题4：做Kegel运动需要注意什么？

（1）首先要准确地找到盆底肌收缩的感觉，这个是进行Kegel训练的关键。

（2）正确地收缩比有力地收缩更为重要，应避免收缩腹部、臀部和大腿的肌肉。

（3）训练过程中应身心放松，保持平缓呼吸。每次收缩后都需要放松。

（4）可以尝试不同的姿势（躺着、坐着或站立）训练，找到最适合自己的姿势。

（5）Kegel运动要循序渐进、适时适量。

（6）Kegel运动要长期坚持，初见成效需要4～6周，甚至可以维持终生。

（7）严重尿路感染、生殖道感染、下尿路梗阻、月经期时均不宜进行训练。

（8）Kegel运动在任何场合都可以进行，如办公室里、地铁上、公交车上、餐厅中……但刚开始时，建议在家中进行，因为平躺的姿势更容易些。

（9）Kegel运动仅仅针对自我训练，产后仍需要定期进行盆底筛查及治疗哦！

问题5：Kegel运动有哪些体式？

1.躺姿臀桥式

步骤：①平躺，膝部弯曲，双脚平置于地面，与臀同宽。②呼气，收缩上提盆底，慢慢抬起臀部，保持10秒（保持呼吸）。③臀部放下，放松盆底。④每天3次，每次20个。

2.站立提踵式

步骤：①自然站立，双脚脚跟并拢，脚掌向外打开。②呼气时臀部用力，慢慢抬起脚跟，收紧盆底肌。③再慢慢放下脚跟，吸气，放松盆底肌。

3.跪姿猫牛式

步骤：①屈膝跪地，手掌平放于地面，腰部与地面平行。②腰部向下放低，吸气，头部上抬起，尽量弯曲上半身。③呼气，含胸拱背收紧盆底肌。④保持3～5个呼吸，还原，重复5～8次练习。

 Kegel运动是非常好的家庭锻炼方式，掌握正确的收缩、放松方法，长期坚持锻炼，可以收获年轻、紧致的盆底，会让自己受益终生哦！

（林华）

科学坐月子

坐月子是老一辈流传下来的传统，有经验的老人经常说，坐月子时不能下床、不能洗澡、不能洗头……但是坐月子真的要这样吗？

 下面就让美小护给大家讲讲如何科学坐月子。

问题1：什么是坐月子？

在聊科学坐月子之前，我们先来聊聊到底什么是"坐月子"。我国关于坐月子的最早记载是《礼记》而不是医书，也就是说坐月子其实是古人对产妇一种礼节性的限制。后来随着医学的发展，也延伸了一些养生相关的内容，融入了很多地方性的习俗，于是逐渐形成了现在的"坐月子"。

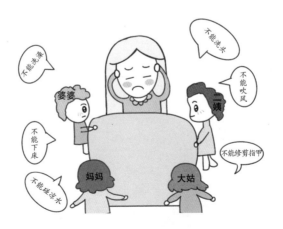

问题2：是否需要坐月子？

从现代医学角度来说，到底要不要坐月子呢？其实也是要的，专业的说法是产褥期恢复。产褥期是指产妇从胎盘娩出至全身各器官（除乳腺外）恢复至正常未孕状态所需要的一段时间，一般为6周。十月怀胎一朝分娩，产妇由于分娩时出血多，加上出汗、腰酸、腹痛，非常耗损体力，气血虚弱，这时候很容易受到疾病的侵袭，需要一段时间的调补，因此产后科学坐月子有利于妈妈们恢复健康哦。

问题3：如何科学坐月子？

有的长辈口中的坐月子简直是奇葩要求大盘点，年轻妈妈们满脸不屑："愚昧，外国妈妈生完宝宝第二天就能跑步了。"过来人意味深长道："等以后有月子病，你就知道后悔了。"那么，究竟应该如何科学地坐月子呢？具体而言，需要做到以下几点。

1.舒适的休养环境

环境清洁、舒适，空气新鲜，阳光充足，温湿度适宜，是保证产妇能够好好休息的必要条件。经常变换体位，避免长时间仰卧，有利于产妇恢复。

2.注意个人卫生

（1）洗澡：洗澡不仅可以清洁皮肤，预防感染，还可以改善心情。但是最好在产后3天以上再洗澡，刚刚生产的产妇身体比较虚弱，而且恶露量又较多，此时洗澡容易引起感染。对于行剖宫产终止妊娠的产妇，应至少在产后1周以后，切口基本恢复正常的情况下洗澡。洗澡最好选择淋浴而不是盆浴。洗澡时注意保持浴室温暖，水温适宜，洗澡时间不要过长。

（2）三勤：勤刷牙、勤漱口、勤换洗（衣服、床上用品、卫生巾、护理垫）可以帮助产妇更好地恢复。最好穿纯棉内衣，衣物应宽松、吸汗透气、薄厚适中。同时注意保持会阴的清洁和干爽。

（3）乳房清洁：用清水擦拭乳房保持清洁。坚持母乳喂养，夜间是坚持母乳喂养的关键点，每天频繁有效地吸吮8～12次，让婴儿含接乳头和大部分乳晕，可预防涨奶和乳腺炎的发生。

3.合理饮食

月子里不需要忌口，如果忌口太多，饮食很难满足妈妈和宝宝的营养需求。坐月子期间要注意膳食均衡，食物种类应多样化，而不是吃得越多或越精细越好。应多吃粗粮，适当增加鱼、禽、蛋类，适量喝些汤水可以增加乳汁量，但不要过量食用。腌制、辛辣、油炸类食物，应少吃或不吃。

4.适量运动加速身体恢复

产后过量进补、缺乏运动的产妇很容易发生生育性肥胖，影响健康。产后适量运动可以加速产妇身体恢复，一般顺产6～12小时或剖宫产24小时后产妇就可以下床活动了。3周后，可以做些力所能及的家务，忌久站久蹲或动作用力过猛。运动应以舒适为原则，循序渐进，如果恶露增多或腹部疼痛，应停止运动。

5.定期复查

产后42天妈妈们应去分娩的医院进行检查，查看血尿常规、哺乳情况，盆腔、伤口、生殖器等是否恢复到非孕状态。

6.关注情绪变化

产妇心理健康非常重要，如果出现心情压抑、沮丧、厌食、睡眠障碍、易疲倦等情况一定要及时就诊。家人的关心、支持以及朋友的鼓励和帮助可以帮助妈妈们度过这一时期。

通过以上介绍，相信各位妈妈对坐月子有了系统、科学的认识。妈妈们对亲人的唠叨要宽容，与家人好好沟通，按照科学的方式，舒舒服服地坐月子。

（何晓玲）

"隐形杀手"——产后抑郁

《2022年国民抑郁症蓝皮书》数据显示，中国每5个产妇中就有1个患产后抑郁，63%的女性曾患产后抑郁。产后抑郁，已经成为每一个产妇都不容忽视的健康问题。

"我怀孕后总是委屈流眼泪，很容易发脾气，我得产后抑郁了吗？"

"每晚都睡不着，脑子里总想着乱七八糟的事情，白天也坐立不安、心神不宁，这是产后抑郁吗？"

"医生，我生完孩子后总是很疲倦，孩子一哭闹我就很烦躁，甚至有想掐死他的冲动……"

产后抑郁真这么可怕吗？下面，美小护就来为大家科普一下。

问题1：什么是产后抑郁？

产后抑郁是指产妇在分娩后出现抑郁症状，是产褥期精神综合征中最常见的一种类型，其发病率为10%～15%，主要表现为产后持续和严重的情绪低落以及一系列生理症状，一般在产后2周内发病，产后4～6周症状明显，病程可持续3～6个月。

问题2：为什么会发生产后抑郁？

1.内分泌因素

产后体内雌激素水平急剧变化是产后抑郁发生的生物学基础。

2.社会心理因素

孕期发生不良生活事件，如失业、夫妻分离、家庭不和睦、经济条件差、缺乏家庭和社会的支持（尤其缺乏丈夫和长辈关爱）等是产后抑郁发生的危险因素。

3.遗传因素

有精神家族病史，特别是有产后抑郁症家族史的产妇更容易发生产后抑郁。

4.产科相关因素

有不良生育史、使用辅助生殖技术、意外妊娠、患妊娠期并发症、难产、滞产、产下不健康的新生儿等不良体验亦是导致产后抑郁发生的危险因素。

问题3：产后抑郁有哪些表现和危害?

产后抑郁不是无病呻吟，也不是小题大做，它真的是一个很严重的病，严重的时候还可能危及生命。如果出现以下症状，须引起重视：①情绪改变。持续的情绪低落，表现为心情压抑、情绪淡漠，甚至焦虑、恐惧、易怒，有时不愿见人或伤心、流泪。②自我评价降低。对事物缺乏兴趣、自卑、自责、自疚。③思维和反应迟钝，思考问题困难。④对生活缺乏信心，厌食、睡眠障碍，严重者有自杀甚至杀婴倾向。

问题4：如何预防产后抑郁呢?

孕前做好心理、生理、知识的相关储备，做到有备而孕；孕期和产后做好心理调适，保持愉悦的心情。家人及照顾者密切关注孕产妇情绪及行为有无异常，多多理解，积极给予关心、关爱。

问题5：得了产后抑郁怎么办?

产后抑郁的治疗一般包括心理治疗和药物治疗。专业的医生会根据抑郁严重程度不同采取不同的治疗方法。轻度抑郁发作可首选心理治疗。中度以上抑郁应该采取药物联合心理治疗，并建议请精神科会诊。重度抑郁并伴精神病性症状，生活不能自理，有自残及杀婴的想法及行为者，应及时转至精神专科医院进行综合治疗。

产妇一旦发现自己抑郁情绪无法调节，甚至有自杀、杀婴的倾向，应立即寻求专业的心理医生帮助。抑郁非小事，忽视会致命！

（何婷婷）

新生儿抚触

新生儿抚触又称新生儿按摩，是通过抚触者的双手有技巧地对新生儿全身进行爱抚和触摸，让大量温和良好的刺激通过皮肤传到新生儿的中枢神经系统，以产生积极的生理效应。

 新生儿身体娇嫩，需要用心呵护。下面，美小护就教大家新生儿抚触的正确方法。

问题1：新生儿抚触有哪些好处呢？

（1）促进母婴情感交流，有利于婴儿生长发育。新生儿抚触可以促进妈妈乳汁的分泌，促进宝宝食物的消化、吸收和利用，从而达到增加宝宝的体重的目的。

（2）刺激宝宝的淋巴系统，增强抵抗力。

（3）安抚宝宝的情绪，减少哭闹，改善睡眠。

（4）传递视觉、听觉、触觉、动觉、平衡觉的综合信息，提高宝宝的情商，促进宝宝心理平衡的发育。

问题2：抚触前需要做哪些准备工作？

（1）在适宜的温度（28℃左右）下进行，抚触时间为10～15分钟。

（2）抚触前环境安静，确保宝宝舒适及不受打扰。将宝宝放置于舒适的体位，可以播放一些柔和的音乐。

（3）抚触的时间最好选择在宝宝沐浴后，应避免在宝宝饥饿或进食后1小时内进行。

（4）爸爸、妈妈在做抚触时应与宝宝进行语言和目光的交流，给宝宝传递爱和关怀。

问题3：抚触有哪些注意事项？

（1）不要强迫宝宝做抚触，如强迫保持固定姿势、抚触时不顾其哭闹等，应先设法让宝宝安静、舒适，然后再做抚触。

（2）抚触可以持续到宝宝4～7个月大。

（3）抚触前先将婴儿抚触油倒于掌心，双手揉搓至温暖后，开始轻轻抚触，然后逐渐增加力度，让宝宝慢慢适应抚触。

（4）注意避免润肤油接触宝宝的眼睛，脐痂未脱落时暂不做腹部抚触。

问题4：如何对宝宝进行抚触？

（1）头面部抚触：①两手拇指从前额中心向两侧滑动。②两手拇指从下额中央向外侧、向上滑动。③两手掌从前额发际向上、后滑动，至后下发际，并停止于两耳后乳突处，轻轻按压。

（2）胸部抚触：两手分别从胸部的外下方（两侧肋下缘）向对侧的外上方滑动，至两侧肩部，在胸部画一个大的交叉，避开新生儿的乳头。

（3）腹部抚触：①两手分别从宝宝腹部的右下方经中上腹滑向左上腹。②右手指腹自右上腹滑向右下腹。右手指自右上腹经左上腹滑向左下腹；右手指腹自右下腹经右上腹、左上腹滑向左下腹。

（4）四肢抚触：双手抓住上肢近端，边挤边滑向远端，并搓揉大肌肉群及关节，下肢与上肢相同。

（5）手指、足趾抚触：两手拇指指腹从手掌心面跟侧依次推向指侧，并提捏各手指关节，足与手相同。

（6）背部抚触：婴儿呈俯卧位，两手掌分别于脊柱两侧由中央向两侧滑动。

（7）臀部抚触：用手掌根部轻轻地揉一揉宝宝的小屁屁，在小屁屁上打圈圈。

 新生儿抚触的好处多多，新手爸妈们赶紧给宝宝安排上吧！

（左志辉）

新生儿沐浴

宝宝回家后宝爸宝妈该怎样给宝宝洗澡？宝宝需要每天洗澡吗？洗澡有哪些注意事项？宝爸宝妈面对软软小小的新生儿，对如何给宝宝沐浴着实感到手足无措。

 新生儿也需要沐浴哦。下面，美小护就带着新手爸妈们学习一下如何给新生儿沐浴。

问题1：新生儿沐浴有哪些好处呢？

（1）保持皮肤的清洁。婴儿的皮肤非常娇嫩，抵抗力比较差，很容易受到分泌物的感染。

（2）促进生长发育。新生儿沐浴不仅可以促进身体血液循环，而且还使新生儿对外界温度等感觉能力增强；同时可以了解婴儿皮肤有无皮疹、压痕、破损等情况，做到早发现、早处理。

（3）增强亲子关系。在新生儿沐浴过程中，宝宝可以通过父母的一言一行感受到父母的爱和安全。

问题2：如何进行新生儿沐浴？

新生儿沐浴应在母乳喂养后1小时进行，调节好室温，室温保持在26～28℃，水温38～40℃，沐浴时间持续5～10分钟，一般隔天1次。

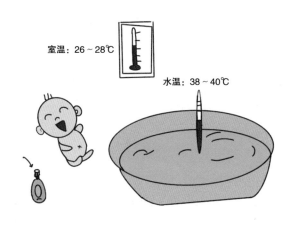

室温：26～28℃

水温：38～40℃

1.用物准备

干净衣物、尿不湿、大浴巾、小毛巾、包被、浴盆、保湿霜或橄榄油、婴儿洗发液、婴儿沐浴露、水温计、碘伏、干棉签、护臀霜等，根据需要准备液状石蜡、指甲剪等。沐浴产品在达到清洁皮肤的同时不能破坏婴儿皮肤表面正常pH值，不应对新生儿的皮肤、眼睛等产生刺激。应使用pH值为中性或弱酸性、温和且不含皂基、致敏性香料和高致敏防腐剂的沐浴产品。

2.沐浴方法

（1）新生儿沐浴体位：①俯卧斜坡位沐浴，能减少新生儿哭闹，有效减轻沐浴护理操作对新生儿造成的不适，增加新生儿的安全感。②鸟巢护理模式，使新生儿四肢有支撑点，避免肢体过伸，可缓解新生儿压力，增加安全感。

（2）沐浴顺序：一般新生儿沐浴是按照先头面、再躯干、后四肢的顺序进行。用左前臂托住宝宝的背部，左手掌托住头颈部，拇指与中指分别将宝宝双耳郭折向前按住，防止水流入耳内造成内耳感染，左臂及腋下夹住婴儿臀部及下肢，将头移至盆边，开始为宝宝洗澡，具体步骤如下。

①洗头：将婴儿专用无刺激的洗发液倒在手上，然后在宝宝的头上轻轻揉洗，注意不要用指甲接触宝宝的头皮。若头皮上有污垢，可在洗澡前将婴儿油涂抹在宝宝头上，这样可使头垢软化而易于去除。最后用清水将头皮洗净。②洗面：用洗脸的纱布或小毛巾蘸水后轻轻擦拭面部，由眉心向两侧轻轻拭擦前额。③洗眼：由眼内眦向眼外眦擦洗。④洗耳：用手指裹毛巾轻轻拭擦耳郭及耳背。⑤洗躯干、会阴：用毛巾轻轻擦拭宝宝胸腹部，注意避开乳头。注意清洗储藏在颈部、腋窝、腹股沟等身体皮肤褶皱处的汗渍、污垢。⑥洗四肢：从近心端往远心端轻轻擦洗四肢。⑦洗背部、臀部：将婴儿俯趴于操作者右前臂，左手用毛巾轻轻擦洗宝宝背部和臀部。

（3）皮肤护理：新生儿皮肤娇嫩，沐浴后水分丢失多、易干燥，沐浴后使用润肤乳涂抹皮肤有助于保湿，还可以维持角质层完整性，加强皮肤屏障功能。可使用婴儿护臀霜保护臀部皮肤，不建议新生儿使用爽身粉。

（4）脐部护理：脐带未脱落的新生儿，沐浴后用碘伏对脐带残端及脐部周围进行消毒，保持新生儿脐部的清洁干燥，防止感染。

3.注意事项

（1）新生儿沐浴中存在感染、烫伤、摔伤、窒息、溺水等安全隐患，应注意观察宝宝情况，如有异常，立即停止沐浴。

（2）沐浴应在母乳喂养1小时后进行。

（3）将室温、水温调节到适宜的温度，在新生儿沐浴过程中注意保暖，维持新生儿的正常体温。

（4）采用正确的方法抱牢新生儿，避免滑落及摔伤，并保持婴儿头面部在水平面以上。

（5）新生儿头部如有皮脂结痂不可用力去除，可涂油剂浸润，如液状石蜡、植物油等，待痂皮软化后再清洗。

（6）在新生儿沐浴过程中，增加握持新生儿手的动作，强化新生儿握持反射，使其产生安全感，能明显减少哭闹，提高其舒适感。

 宝爸宝妈们，你们学会新生儿沐浴的正确方法了吗？

（凌元悦）

新生儿脐带护理

宝宝的脐带可以沾水吗？脐带该怎么护理呢，宝宝会不会痛？需不需要用脐带贴保护？脐带什么时候可以脱落？护理脐带时我们需要注意什么呢？

 我们经常听到新手爸妈询问新生儿脐带护理的相关问题，下面，美小护就来为大家讲讲脐带护理这些事儿。

问题1：脐带是什么？

脐带是胎儿与母体进行营养物质和氧气交换的通道。新生儿出生时就会进行脐带结扎，一般情况下会存留 1～2 cm脐带残端。新生儿出生后24～48小时脐带会自然干瘪，7～10天脐带会自然脱落，2周内脐部创面会完全愈合，形成大家熟悉的"肚脐眼"。

问题2：脐带需要包扎吗？

新生儿出生后，医护人员会结扎脐带并进行消毒和包扎，防止出血及感染，24小时后一般则不需要包扎。宝宝沐浴时，脐部也不需要用脐带贴保护，只需沐浴后及时擦干并消毒即可。在护理脐带时，新手爸妈一定要注意将双手清洗干净，避免污染宝宝的脐部。

问题3：怎样给宝宝消毒脐带呢？

可以用75%的酒精从脐窝中心沿脐轮由内而外划圈消毒，消毒范围包括脐带残端和脐周。给宝宝进行脐部消毒时，会刺激到宝宝脐部周围的皮肤，可能会导致宝宝哭闹，新手爸妈不要紧张，多些安抚和语言交流，操作轻柔，避免宝宝一直哭闹。

问题4：脐部护理需要注意哪些？

（1）每天清洁消毒脐部1～2次。一根棉签不能反复擦拭，只能用一次，避免造成脐部感染。如果脐窝有脓性分泌物，周围皮肤有红、肿、热，宝宝有厌食、呕吐、发热或体温不升（体温低于35℃）等现象，提示有脐部发炎的可能，应立即去医院诊治。

（2）保持脐部干燥。若脐部被水或尿液浸湿，要及时用干棉球或干净柔软的布擦干，并用酒精棉签消毒。

（3）脐带未脱或刚脱落时，应避免纸尿裤或衣服摩擦脐带残端，可以将尿布前面的上端往下翻一些，以减少纸尿裤对脐带残端的刺激。

（4）一般情况下，宝宝的脐带会慢慢变黑、变硬，1～2周脱落。

温馨提示

脐带脱落前后2～3天会出现少量淡黄色或咖啡色分泌物，继续保持脐部消毒即可。

（5）应随时观察脐部有无出血及感染等征象，如分泌物呈现绿色、黑色或产生臭味，或脐部发红则须立即就医。

 做好新生儿的脐带护理，让宝宝健康成长！

（凌元悦）

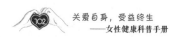

新生儿安全

初为父母，就算宝宝只是出现轻微磕碰、呛奶等小状况，也会牵肠挂肚。宝宝的安全是家长们最关心的问题，家长们希望能尽量避免宝宝在成长过程中发生意外。那么，如何防范宝宝身边的安全隐患呢？需要注意些什么呢？

 下面就让美小护带大家一起学习一下新生儿安全的注意事项。

问题1：常见的新生儿安全隐患有哪些？

常见的新生儿安全隐患有窒息、呛奶、烫伤、溺水等，父母需要对宝宝的每一件小事都加以重视，避免宝宝发生安全隐患。

问题2：如何避免新生儿发生安全隐患？

1.窒息

新生儿多与妈妈同睡一张床，甚至同睡一个被窝，很容易发生因被子堵塞口鼻导致新生儿窒息甚至死亡的情况。母乳喂养时，新生儿边吃边睡，母亲也可能睡着，乳房也易堵塞宝宝口鼻。同时，新生儿周围放置的塑料包装袋、毛绒玩具等也容易盖住宝宝口鼻，导致新生儿窒息。新生儿应采取侧卧位，因为新生儿不会抬头，也不会翻身，趴着睡觉容易引起新生儿窒息，而新生儿仰卧位睡眠时，一旦发生吐奶等情况，呕吐物易流入气管，同样可能会引起窒息和死亡。

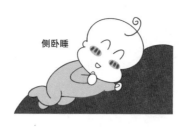

侧卧睡

2.呛奶

溢奶是新生儿常见的生理现象，与新生儿消化道解剖和生理特点有关。新生儿的胃呈水平状横位，因此乳汁容易发生反流引起吐奶，乳汁呛入气管就会造成呛奶。若发生呛奶，可以将新生儿直立趴在妈妈肩头，妈妈用手呈空心山丘状轻拍宝宝背部，拍出呛在喉部的乳汁。如果是人工喂养，奶嘴开孔要适度，宜选择仿母乳奶嘴，一次喂奶量不宜过大，喂奶过程中奶瓶中的奶应该完全充满奶嘴，避免宝宝吃奶的同时吃进空气引起呛奶。

3.烫伤

进行新生儿沐浴时，水温不宜超过40℃，应先放冷水，再放热水，避免造成烫伤。烫伤不仅会给新生儿带来痛苦，严重时还会导致新生儿死亡。怀抱新生儿时，不要同时拿热水瓶或其他盛有热水的容器。

4.溺水

洗澡可以清洁宝宝的皮肤，减少病菌繁殖，但洗澡也有溺水隐患。在宝宝洗澡时，家长应特别注意新生儿安全，不要分心去做其他事情。带新生儿去婴儿馆游泳时，注意检查泳圈质量，整个过程都要陪伴在宝宝身边，时刻保持安全距离。

为人父母，要承担好自己的责任，尽量避免以上意外的发生。应牢记正确的应对方法，让宝宝健康安全地成长。

（何晓玲）

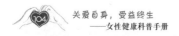

你了解新生儿黄疸吗

 "我宝宝有点黄，晒晒太阳是不是就好了？"

"我宝宝得的是生理性黄疸还是病理性黄疸啊？"

"我宝宝就是有点黄，吃得好、睡得好的，你不要说那么严重吓唬我啊！"

 新生儿黄疸是什么？什么程度需要治疗？怎么治疗？会有什么影响？请听美小护慢慢道来。

问题1：什么是新生儿黄疸？

黄疸是新生儿时期常见症状之一，由胆红素在体内积聚引起，其原因很多，有生理性和病理性之分。医学上把未满月（28天内）宝宝的黄疸，称之为新生儿黄疸。新生儿由于胆红素生成过多、运转胆红素的能力不足、肝脏功能不健全等特点，极易出现黄疸。据统计，50%～60%的足月儿和80%的早产儿会出现黄疸。吃奶延迟、排泄延迟等都会使胆红素重吸收增加，所以当宝宝饥饿、窒息、缺氧、感染或酸中毒时可能会出现黄疸加重或黄疸消退延迟。

问题2：如何区分生理性黄疸和病理性黄疸？

妈妈们应注意区分生理性黄疸和病理性黄疸。大部分新生儿黄疸属于"生理性黄疸"，宝宝通常精神好、一般情况良好。足月儿多于出生后2～3天出现黄疸，5～7天消退，最迟不超过2周；早产儿黄疸多于出生后3～5天出现，7～9天消退，最常可延迟到3～4周。如果不清楚宝宝的黄疸是否消退，可以去医院检查胆红素水平。需警惕有一小部分宝宝可能会发生"病理性黄疸"，引起严重的疾病。

问题3：病理性黄疸有哪些特征呢？

出生后24小时内出现，黄疸症状明显、程度重、进展快、持续时间长（足月儿>2周，早产儿>4周）或退而复现。可能还有吐奶、发热、抽搐、嗜睡、大便发白等表现。严重时胆红素会通过

病理性黄疸　　　生理性黄疸

血脑屏障，损伤神经系统，造成胆红素脑病（核黄疸），导致智力障碍、听力障碍、脑瘫等严重后果。

问题4：宝宝出现黄疸应该怎样治疗？

1.照蓝光

照蓝光是一种非常简单而有效的方法。照蓝光期间一些宝宝可能会出现体温升高、大便次数增多的现象，不必担心，停止照射后就会恢复。

2.换血

如果蓝光治疗的效果不好，宝宝血液中的胆红素水平过高，或者已经出现大脑受损，可能需要进行换血治疗。

3.晒太阳

太阳光甚至日光灯都能帮助宝宝降低黄疸水平。但是，太阳光中的紫外线会伤害到宝宝的眼睛、皮肤等，应注意遮盖。注意，在室内晒太阳是没有效果的，因为玻璃能阻隔光线波。

民间有很多退黄的土方，如喝葡萄糖水、多喝白开水等统统不靠谱！还有给宝宝使用不良反应"尚不明确"的中成药，风险都太大了。

 宝宝出现新生儿黄疸不要慌，科学治疗是良方。

（高莹）

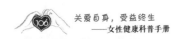

新生儿筛查知多少
——新生儿遗传代谢性疾病筛查

宝宝出生72小时后，医护人员会给宝宝做新生儿疾病筛查，通常会对新生儿进行足跟血采集，新手爸妈们经常会有许多疑问。

"宝宝出生后为什么要采足跟血？每个宝宝都要采集吗？"

"采足跟血是为了进行新生儿遗传代谢性疾病筛查，建议每个宝宝都进行采集。"

"什么是新生儿遗传代谢性疾病筛查？"

关于新生儿筛查，新手爸妈们总是有许多疑问，下面美小护就为大家详细讲讲"新生儿遗传代谢性疾病筛查"。

问题1：什么是新生儿遗传代谢性疾病筛查？

根据2012年9月发布的《中国出生缺陷防治报告（2012）》统计，目前我国出生缺陷发生率在5.6%左右，每年新增出生缺陷数约90万例。为了防治出生缺陷，我国普遍采取除孕前和孕中的筛查措施外，还要进行新生儿遗传代谢性疾病筛查，及时发现或排除遗传性疾病，并采取补救措施，减轻疾病的危害。遗传代谢性疾病筛查主要是通过对新生儿血液中相关指标进行检测，对危及生命的一些先天性、遗传性疾病进行群体筛查，以便进行早期诊断和治疗。

问题2：新生儿遗传代谢性疾病筛查的项目有哪些？

（1）先天性甲状腺功能减退症（又称"呆小症"，发病率约为1/2 500）。

（2）苯丙酮尿症（发病率约为1/10 000）。

（3）先天性肾上腺皮质增生症（发病率约1/10 000）。

（4）葡萄糖-6-磷酸脱氢酶缺乏症（我国南方发病率较高，北方较低）。

问题3：我的宝宝外表正常，没有家族遗传病史，也需要做筛查吗？

大部分患有遗传代谢病的宝宝出生时看起来是正常的，但出生3~6个月会逐渐出现一些异常表现。因此，没有家族史也需要做疾病筛查。

问题4：筛查应该在什么时间做，应该怎么做？

（1）新生儿遗传代谢性疾病筛查通常在宝宝出生72小时后、新生儿充分哺乳后进行采血。因各种原因（早产儿、低体重儿、提前出院者等）采血时间最迟不宜超过出生后20天。

（2）新生儿遗传代谢性疾病筛查的方式一般是在分娩医院采集新生儿足跟血。

（3）筛查结果如果异常，工作人员会打电话通知父母，对宝宝进行二次血样采集；如果复筛结果仍异常，工作人员会通知父母尽快带宝宝去医院进行确诊检测。

问题5：为什么要在新生儿足跟部采血？

由于新生儿足部血供相对比较丰富，容易采集到足够检测的血液量；新生儿足跟部的痛觉相对不敏感，可以最大限度地减少疼痛感。

由于个体生理差别和其他因素，个别新生儿的检查结果可能呈假阴性。因此，即使筛查结果正常，也需要定期进行健康体检。

（王晗）

关爱身体，识妇科疾病

女儿"长胖了"，妈妈要关心哦
——浅谈盆腔包块

都说女儿是妈妈的"小棉袄"，温柔又贴心。小时候跟妈妈一起学穿衣打扮，跟妈妈无话不谈，既像姐妹，又像朋友，好不融洽。女儿长大进入青春期，这件"小棉袄"似乎没有那么暖和了，因为学业繁重，母女交流渐渐变少了。

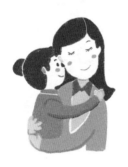

 家有女儿，妈妈一定要多关心她的身心健康，不能粗心！

案例一：女孩是一名高二学生，自觉身体长胖、肚子长大、腰围增大，妈妈以为女儿是青春期身体发胖。女孩开始加强运动锻炼，后因腹痛就医，彩超发现盆腔巨大包块，考虑卵巢囊肿。腹痛的原因是卵巢囊肿蒂扭转，幸亏手术及时，保住了患侧卵巢，否则，长时间的缺血坏死可能导致卵巢不保。

案例二：女孩是一名大一学生，一年来自觉腰围不断增大，自以为长胖了，开始控制吃零食。一次吃完火锅后突然腹痛，以为吃了不卫生的食物没有在意，后因发热就医，CT检查发现盆腔巨大包块，术后病理检查结果为卵巢恶性肿瘤。

 家有女儿，妈妈一定要关心女儿为什么"长胖了"！

问题1：什么是盆腔包块？

盆腔包块是妇科常见的健康问题，可来源于子宫、卵巢、输卵管等盆腔器官，青少年盆腔包块常见于卵巢肿瘤，是常见的妇科肿瘤，分良性肿瘤和恶性肿瘤，可发生于任何年龄。

问题2：盆腔巨大包块有什么危害？

巨大的卵巢肿瘤若不及时治疗可能引起卵巢肿瘤蒂扭转、卵巢肿瘤破裂、感染或良性肿瘤恶变等并发症；盆腔巨大包块还会压迫直肠、膀胱等邻近器官，导致便秘、腹胀、尿频、尿急等不适。卵巢肿瘤蒂扭转如果未得到及时解除，可能影响卵巢功能和未来的生育能力，卵巢肿瘤蒂扭转和破裂还会造成继发感染。

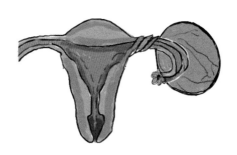

问题3：为什么青少年女性盆腔包块容易被忽略？

临床上我们经常遇到盆腔巨大包块的青少年女性患者，不管是良性肿瘤还是恶性肿瘤，她们的主诉都有自觉肚子长大、腰围增大，自认为是身体长胖。她们有的没有告诉妈妈，有的其妈妈也认为女儿是长胖了，没有引起重视。由于青少年缺乏定期体检，常常因为腹胀、腹痛、发热就诊，就诊时盆腔包块已经长得很大了，甚至已经发生恶变。

美小护提醒妈妈们：家有女儿，妈妈不能只关心女儿的学习成绩，还应该关心女儿的健康状况。女儿最近"长胖了"，而且只长腰围和肚子，是真的缺乏运动、多饮多食长胖了还是另有原因？去医院检查一下就知道了。

美小护也要提醒女孩们：自觉肚子"长胖了"，不要单纯地以为是吃多动少长胖了，可以平躺下来，自己摸摸肚子，如果发现有硬硬的包块，一定要告知家长，及时就医，千万不要盲目地做剧烈运动来"减肥"，以免发生卵巢肿瘤蒂扭转或破裂等危险。

关爱女孩，保护青少年女性健康，让"小棉袄"更温暖贴心！

（郭桂英）

阴道炎症反反复复让人愁

最近，张女士老是感觉外阴瘙痒、灼痛，阴道分泌物增多且有鱼腥臭味，感觉自己身体出了大问题，赶紧来到妇科就诊。医生详细询问了病情并且查看了检查报告后，最终诊断为细菌性阴道炎。张女士很是不解，自己平时很注意个人卫生啊，怎么就得了细菌性阴道炎呢？

下面，就让美小护来为大家介绍一下反反复复让人愁的阴道炎症吧。

问题1：什么是阴道炎症？

阴道炎症通俗来讲就是阴道的炎症，经常伴有一系列的症状，如外阴瘙痒、烧灼痛、阴道分泌物增多或颜色异常、性交痛、尿痛等。

问题2：为什么会出现阴道炎症？

1.不健康的生活方式

熬夜，饮食不规律，生活、工作压力大，生物钟被打乱，身体抵抗力和免疫力下降等时容易被病菌乘虚而入，从而出现阴道炎症。

2.过度清洗或者清洗不到位

阴道有自己的一个菌群平衡点，不能破坏这个平衡点，过度清洗或者清洗不到位都有可能导致阴道炎症。

3.性生活不当

有多个性伴侣或者频繁性交，会破坏阴道的酸碱平衡，造成菌群失调，引起炎症。

问题3：为什么阴道炎症反复发作？

1.用药疗程不足

部分女性朋友经过治疗以后，自觉症状缓解或消除了，就自行停止用药。结果用药疗程不足，没有彻底把病菌赶走，它会随时乘虚而入，使炎症复发。

2.私自用药

部分女性朋友出现阴道分泌物异常或阴道瘙痒等症状，就自己到药店买药。然而，阴道炎症致病原因复杂，临床症状颇为类似，没有针对性用药，也会导致阴道炎症反复发作。

问题4：如何防治阴道炎症？

（1）切忌自行用药。

（2）遵医嘱及时、足量、足疗程用药。

（3）性伴侣同时治疗。

（4）正确使用避孕套，固定性伴侣。

（5）使用合格厂家生产的卫生巾；少穿紧身裤，即便穿着紧身裤，时间也不宜过长。

（6）养成良好的卫生习惯，保持外阴清洁，勤换内裤，选择柔软棉质面料，清洗内裤时与其他衣物分开，通风晾晒，个人私物做到专人专用。

阴道炎症反反复复惹人愁，健康生活方式要记牢，呵护身体保健康，身心愉悦最重要。

（陈书聪）

子宫肌瘤就是癌吗

 "我体检查出有子宫肌瘤，是不是得癌症了？"

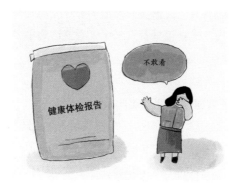

 "子宫肌瘤不是癌，别着急，听我说完你就明白了。"

很多人一看到"瘤"字就给自己下了"癌"的诊断。事实真是如此吗？下面，美小护就来跟大家说说子宫肌瘤那些事儿。

问题1：什么是子宫肌瘤？

子宫肌瘤是子宫平滑肌及结缔组织增生，是妇科最常见的良性肿瘤，多见于30～50岁的女性。目前真正的病因还不清楚，一般认为其发生和生长可能与女性性激素长期刺激有关。

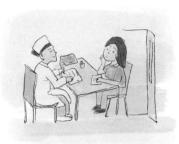

问题2：得了子宫肌瘤有什么症状？

早期子宫肌瘤患者没有明显的症状，往往都是在体检时发现的。当肌瘤逐渐增大，会出现月经量增多及经期延长，这也是子宫肌瘤最常见症状，通常也是子宫肌瘤患者就诊的主要原因。子宫肌瘤患者还可能出现腰酸背痛、下腹坠胀、白带异常、尿频、尿急、尿潴留及便秘症状。

问题3：子宫肌瘤会变成癌吗？

有这种可能。子宫肌瘤虽然是良性肿瘤，但也会发生变性，其中肉瘤样变就是恶性肿瘤，即大家所说的癌。但是肉瘤样变较少见，仅仅占子宫肌瘤的0.4%~0.8%。若子宫肌瘤患者绝经后出现疼痛和出血，或肌瘤快速增大，应高度警惕肌瘤变性，须尽快就诊。

问题4：得了子宫肌瘤可以寻找偏方治疗吗？

有些患者会认为既然是良性肿瘤了，是不是搞点民间偏方肌瘤就会化掉了？实际上，没有所谓的偏方能让肌瘤消失，并且许多偏方有无副作用无从知晓。得了子宫肌瘤应及时就医，医生会根据检查结果及患者自身情况提供合理、科学的治疗方案。

听了美小护的讲解，你还认为子宫肌瘤是癌吗？民间偏方不可信，得了子宫肌瘤要及时就医。

（张芯荟）

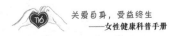
关爱自身，受益终生
——女性健康科普手册

子宫内膜息肉那些事儿

许多女性朋友都有阴道异常出血的情况，这到底是什么病？严不严重？接下来，美小护就为大家揭开"子宫内膜息肉"的神秘面纱。

问题1：什么是子宫内膜息肉？

子宫内膜息肉是子宫局部内膜组织过度增生形成的有蒂或无蒂的赘生物，可单发或多发，直径数毫米至数厘米，是一种女性常见的良性病变，也是引起异常子宫出血的常见原因之一。子宫内膜息肉还可能引起不孕。

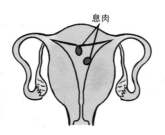

息肉

问题2：引起子宫内膜息肉的原因有哪些？

（1）雌激素水平过高：围绝经期和绝经后雌激素补充治疗、长期服用激素类的保健品，都会使女性体内雌激素水平升高。

（2）炎症因素：长期妇科炎症刺激、宫腔内异物（如宫内节育器）刺激、分娩、流产、产褥感染、子宫腔内手术操作或机械刺激等，都可能导致子宫内膜息肉的发生。

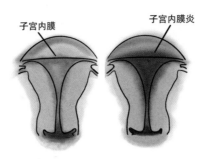

子宫内膜　　　　　　子宫内膜炎

（3）其他：肥胖、糖尿病、高血压、长期服用激素类保健品等，都是子宫内膜息肉的高危因素。

问题3：子宫内膜息肉有哪些表现？

临床表现为月经量过多、经期延长或不规则阴道出血，两次月经之间有额外的出血。如果排出具有恶臭味的血性分泌物，多由息肉较大或长入宫颈管继发感染、坏死所致。

问题4：如何诊断子宫内膜息肉？

阴道超声是首选诊断方法，宫腔镜检查联合病理结果为诊断子宫内膜息肉的金标准。

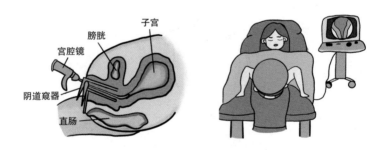

膀胱　　子宫

宫腔镜

阴道窥器

直肠

问题5：得了子宫内膜息肉怎么办？

发现子宫内膜息肉也别慌，及时就诊，遵医嘱进行治疗。

（1）观察随访：息肉直径＜1 cm且没有明显症状者，可暂时随访，但应密切观察息肉的生长情况。

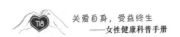

（2）手术治疗：息肉体积较大、有症状者，建议行宫腔镜手术切除子宫内膜息肉。子宫内膜息肉术后复发风险为3.7%～10.0%，所以术后需要按时复查。

 阴道出血莫惊慌，及时就医很重要，三早时刻心中记，平安一生少不了！重点是要早发现、早诊断、早治疗！

（彭雅竹）

做宫腔镜手术你需要知道的事

案例：莉莉住院做了宫腔镜下子宫内膜息肉切除术，术后第一天，医生通知莉莉准备办理出院手续，这可急坏了莉莉老公："我老婆昨天才做手术，还不能出院吧，得多住几天！"

宫腔镜手术后真的需要在医院多住几天吗？下面，美小护就来给大家科普一下关于宫腔镜手术的那些事儿。

问题1：什么是宫腔镜？

宫腔镜是用于子宫腔内检查和治疗的一种纤维光源内窥镜，它的原理是利用镜体的前部进入宫腔，将所观察的部位放大，使人可以直观、准确地看到宫腔情况。

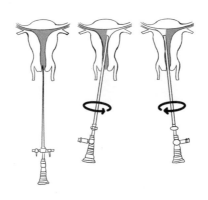

1.宫腔镜的发展历程

1840年，德国法兰克福外科医生Philipp Bozzini首次提出使用内镜检查宫腔，被认为是"内镜之父"。1990年，中国的"宫腔镜之母"夏恩兰教授将宫腔镜技术引入中国，之后宫腔镜技术在国内得以迅速发展并普及。30年来，宫腔镜已成为子宫腔内疾病不可替代的诊疗方法。

2.宫腔镜手术的优点

宫腔镜手术作为一种经自然腔道的手术方式，具有直视下可全面观察子宫腔形态、准确定位病变、创伤小、恢复快、住院时间短等优点。

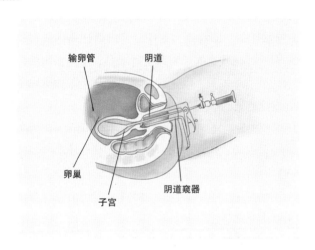

3.宫腔镜的作用

（1）宫腔镜检查结果是诊断宫腔疾病的金标准，也是经自然腔道微创治疗子宫疾病的标准术式。

（2）宫腔镜不仅能确定病灶的部位、大小和外观，还能在直视下准确取材并送病理检查。

（3）宫腔镜不仅被用于治疗子宫腔内疾病，还可通过宫腔镜检查，了解导致不孕的宫腔内因素，并可同时对异常情况做必要的手术治疗。如在宫腔镜引导下行输卵管插管以检查其通畅性。

问题2：哪些子宫疾病可以通过宫腔镜来治疗？

可以通过宫腔镜治疗的子宫疾病有：子宫内膜息肉、子宫黏膜下肌瘤及部分影响宫腔形态的肌壁间肌瘤、宫腔粘连、纵隔子宫、异常子宫出血等，还可用于宫腔内异物取出，如嵌顿节育器及流产残留物的取出等。

问题3：宫腔镜手术前需要做哪些准备？

（1）手术时间：以月经干净后1周内手术为宜，此时子宫内膜薄且不易出血，黏液分泌少，宫腔病变易见。异常子宫出血者随时可做宫腔镜手术，但由于出血影响视野，需要避开活动性出血期。

（2）阴道准备：术前需要完善妇科检查、子宫颈脱落细胞学及阴道分泌物检查，如有生殖道感染须先治疗感染。

（3）宫颈准备：即宫颈预处理，是指通过药物或宫颈扩张棒等机械方法对非妊娠状态的子宫颈进行干预，使其组织结构发生改变、松弛软化、易于扩张，以达到使手术器械无阻力进出子宫腔和减少手术并发症的目的。

（4）肠道准备：宫腔镜手术一般采用全身麻醉，为防止麻醉后胃内容物反流误吸，因此要求术前禁食固体食物6～8小时，禁饮清饮料2小时。

（5）用物准备：宫腔镜手术切除宫内病灶后会有少量阴道流血，因此术前需要准备好卫生巾。

问题4：宫腔镜手术后有哪些注意事项？

（1）饮食：术后麻醉清醒即可饮水，若无呛咳，术后4～6小时可正常进食，但应避免食辛辣刺激的食物。

（2）活动：术后2小时即可适应性下床活动。因麻药可能引起血压降低、头昏等不适，改变体位应缓慢，注意预防跌倒，如无不适，即可做出院准备。

（3）观察阴道流血情况：宫腔镜手术使子宫内膜受损，因此出现少量阴道流血为正常，如阴道流血量多于月经量应及时告知医护人员。

关爱自身，受益终生
——女性健康科普手册

问题5：宫腔镜手术后出院的注意事项有哪些？

（1）休息2周，避免过度疲劳。

（2）2周内禁同房及盆浴，避免盆腔感染。

（3）如有腹痛、发热、阴道流血多于月经量或阴道流脓性分泌物等情况，应及时就医。

（4）保持会阴清洁，避免逆行感染。

（5）出院后3～5个工作日打电话询问病理检查结果。

（6）出院后一个月带上出院病情证明来院复查。

宫腔镜手术对妇科医生来说是一个很简单的手术，术后当天或者第二天就可以出院，但对于患者来说，它毕竟也是一种手术，虽然不需要住院很长时间，但居家休息还是需要的。

（郭桂英）

神秘的葡萄胎

"医生，我好像怀孕了。"

"你是怎么发现的呢？"

"我的'大姨妈'推迟了好久，就用验孕棒测试了，两条杠，肯定是怀孕了吧！"

为了确诊是否真的怀孕了，医生让患者做完检查后再来诊室找她。

"医生，你看我的报告，我是不是怀孕了？"

"你这是葡萄胎啊！"

"葡萄胎？你是说我怀了一串葡萄吗？"

相信很多人都和上面的患者一样，不知道什么是葡萄胎？下面，美小护就来为大家科普一下葡萄胎。

问题1：葡萄胎就是怀了一串葡萄吗？

其实葡萄胎并不是一次正常的怀孕，它是以胚胎发育异常、胎盘绒毛水肿增大伴滋养细胞增生为特征的一种疾病。由于胎盘绒毛滋养细胞增生和间质水肿变性，而形成大小不一的水泡，水泡间相连成串，形如葡萄，所以被称为葡萄胎，也称水泡状胎块。

问题2：葡萄胎和正常怀孕有什么区别呢？

（1）大部分的葡萄胎患者都和怀孕一样会出现停经的现象，

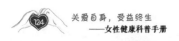

不同的是葡萄胎停经一段时间后会出现阴道流血的情况，而且出血的量时多时少，呈间断性，妇科检查时可能还会发现有水泡状包块；而正常怀孕停经后一般是不会出血的，偶尔因为受精卵着床不稳或者其他因素才会出现少量阴道流血的情况。

（2）葡萄胎患者会出现子宫异常增大、变软的症状。由于绒毛水肿及宫腔积血，葡萄胎患者的子宫大于正常妊娠月份。B超检查时发现没有妊娠囊和胎心搏动；而正常怀孕时，B超下是可以看见妊娠囊的，而且妊娠囊会有规律的生长，可见胎心搏动，子宫大小也与停经月份相符。

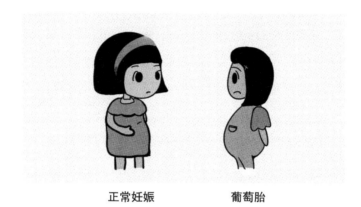

正常妊娠　　　　　**葡萄胎**

（3）在孕检中发现葡萄胎患者的hCG水平异常升高；而正常怀孕时，血hCG和激素水平都在正常怀孕的范围内。

（4）另外，葡萄胎患者还会出现妊娠剧吐、甲状腺功能亢进、早发型子痫前期和因卵巢黄素化囊肿引起的腹胀等症状。

问题3：如何诊断葡萄胎？

葡萄胎可以通过超声检查和血清 β -hCG水平测定来判断，当超声检查无法判定时，可以行MRI及CT等影像学检查。但是，组织学诊断才是葡萄胎最重要和最终的依据。所以每次为疑似葡萄胎患者清宫时刮出来的组织必须全部送去做组织学检查。

问题4：如果被诊断为葡萄胎妊娠又该怎么办呢？

葡萄胎一经诊断，应听从医生的建议，尽快在B超下行清宫术。清宫术后，每周复查血hCG或β-hCG，达到正常值以后，继续查血β-hCG 3～4次，之后每个月监测血β-hCG 1次，至少持续6个月。如果在随访期间发现血hCG下降不正常，应警惕侵蚀性葡萄胎或者绒癌，须及时就医，听从医生建议，接受放化疗等治疗。

需要特别注意的是，葡萄胎患者随访期间应严格避孕，首选避孕套或口服避孕药。不建议选用宫内节育器，以免引起穿孔或混淆子宫出血的原因。

（姚琴）

远离卵巢早衰

随着社会的发展，人们的工作、生活压力逐渐增大，越来越多女性朋友面临着卵巢早衰的困扰。

 对于卵巢早衰这件事儿，很多患者朋友们都不太了解，也提了不少问题，接下来美小护就带大家一起来了解一下卵巢早衰的那些事儿。

问题1：什么是卵巢早衰？

卵巢早衰是一组由多种原因引起的以卵泡成熟障碍伴女性雌、孕激素分泌减少为特征的临床综合征。临床表现为女性在40岁之前闭经、雌激素水平降低及促卵泡激素（FSH）>40 IU/L，并伴有不同程度的围绝经期症状。简单来说就是本该30多岁的卵巢却活成了40～50岁的样子。

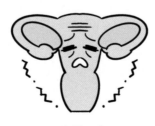

卵巢早衰

问题2：为什么会发生卵巢早衰呢？

总的来说，卵巢早衰的病因比较复杂，目前知道的病因有：遗传因素、免疫因素（如甲状腺、肾上腺疾病等）、医源性因素（如放化疗、卵巢手术等）、环境和感染因素（如环境污染物、巨细胞病毒等）以及其他不明因素。

问题3：卵巢早衰会出现什么症状？

卵巢早衰的患者大部分都会出现月经的改变，比如经量减少、月经延迟、闭经；有些年轻患者还会提前出现更年期的症状，比如潮热、出汗、心烦、失眠、健忘等；还有一部分育龄期女性会出现生育能力下降或不孕的情况。

问题4：广告上的卵巢保养按摩等有没有用呢？

市面上的很多卵巢保养的广告宣传，如推拿按摩、精油护理等都是没有用的。卵巢藏在盆腔深处，平时医生在做妇科检查时都摸不到卵巢，外面的按摩师就更按摩不到了。

问题5：预防卵巢早衰我们该怎么做呢？

保养卵巢其实不难，健康的生活方式是对卵巢最好的保护！想要卵巢好，我们就要在日常生活中做到合理膳食、适当运动、戒烟戒酒、规律生活作息、避免熬夜、不过度减肥等。同时，不良情绪的刺激有可能会造成卵巢功能的下降，女性朋友们一定要学会劳逸结合，培养兴趣爱好，保持良好的心理状态，通过各种方式来释放身心压力。

卵巢保养要趁早！呵护女性健康，从预防卵巢早衰开始！

（姚琴）

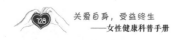

"沉默的杀手"——卵巢癌

卵巢癌是妇科恶性肿瘤中死亡率最高的肿瘤，被称作为"妇癌之王"，它喜欢静悄悄地生长，发病隐匿，早期没有任何症状，因此被称为"沉默的杀手"，近70%患者被诊断为卵巢癌时，已经是晚期。

卵巢癌如此凶险，接下来，美小护就带大家一起了解一下卵巢癌的那些事儿。

问题1：什么是卵巢癌？

卵巢是女性的生殖器官，它是分泌女性雌激素、孕激素，产生卵子的器官。卵巢癌是指原发于卵巢的恶性肿瘤。

问题2：卵巢癌有哪些症状？

卵巢癌起病隐匿，早期时常无明显症状，人们很难发现它的存在，一旦出现以下症状就要注意了。

（1）腹部肿胀、腹围增大：肿瘤增大压迫腹部时，可能会出现腹胀、腹部肿块、腹腔积液等症状。

（2）腹、腰疼痛：肿瘤浸润或压迫到周围组织时，会引起腹痛、腰痛。

（3）下肢、外阴水肿：当肿瘤增大压迫到盆腔静脉时，可能会出现下肢及外阴水肿的情况。

（4）消瘦、贫血：不断增大的肿瘤挤压胃肠道，会导致患者食欲下降、消化不良，使患者出现消瘦、贫血等恶病质表现。

（5）性激素紊乱：功能性肿瘤可出现不规则阴道流血或绝经后出血等症状。

（6）腹部触及肿块：随着肿瘤增大，医生在做妇科检查时可在腹部摸到质硬的结节或肿块，有时可在腹股沟、腋下或锁骨上触及肿大的淋巴结。

问题3：如何筛查卵巢癌？

卵巢癌发病隐匿，为了提高卵巢癌患者的生存率，早期筛查很重要。应注重高危人群（有家族史，或近亲患有乳腺癌、卵巢癌或其他相关癌症的女性；有 *BRCA1/2* 突变基因的女性；从未生育或不孕的女性；长期使用激素替代治疗的女性；月经初潮早或绝经晚的女性；林奇综合征、利－弗劳梅尼综合征家族的女性）的筛查。目前主要通过超声检查、CT检查、肿瘤标志物检查、细胞学和组织病理学检查、胃肠镜检查、腹腔镜检查等方式进行筛查。

问题4：卵巢癌会遗传吗？

卵巢癌存在家族遗传倾向。所以有家族遗传史的女性朋友们一定要提高警惕，加强筛查，以避免悲剧的发生。

问题5：如何预防卵巢癌？

应做到定期体检，早发现、早治疗；保持健康积极的生活状态，规律作息、合理饮食、戒烟戒酒、加强体育锻炼。一旦发现卵巢癌，应积极配合医生进行全程管理与治疗。

 卵巢癌虽然凶险，但并非无迹可寻。建议广大女性朋友每年定期做好妇科检查，时常关注身体发出的信号，若有不适及时就医。

（姚琴）

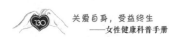

当"卵宝宝"不在"宫"中
——画说宫外孕

案例：患者刘某，停经47天，经检查诊断为"宫外孕"，医生开具入院证嘱其立即入院，刘某自觉无不适未办理入院。次日腹痛5小时后办理入院，平车推入病房，面色苍白，口唇轻度发绀，神情淡漠，测血压84/39 mmHg，脉搏106次/分钟，呼吸24次/分钟，已处于休克状态。立即行急诊手术，术中诊断：输卵管壶腹部妊娠破裂，腹腔内出血1 800 ml，术中输血800 ml。

 诊断宫外孕之后，为什么不把医生的话放在心上？缺乏宫外孕的相关知识是患者不遵医嘱以及对医护人员不信任的主要原因。下面，美小护就来给大家科普一下宫外孕的那些事儿。

问题1：什么是宫外孕？

正常妊娠时，受精卵着床于子宫体腔内膜。受精卵在子宫体腔以外着床发育时，称为异位妊娠，习称宫外孕，是妇产科常见的急腹症。异位妊娠根据受精卵着床部位不同可以分为：输卵管妊娠、卵巢妊娠、腹腔妊娠、宫颈妊娠及阔韧带妊娠等，其中以输卵管妊娠最常见，占异位妊娠的95%左右。

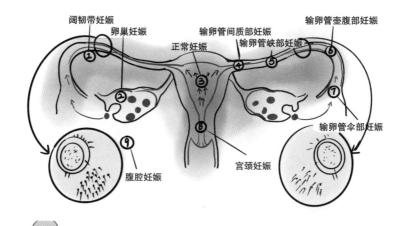

阔韧带妊娠

卵巢妊娠

输卵管间质部妊娠

输卵管壶腹部妊娠

正常妊娠

输卵管峡部妊娠

输卵管伞部妊娠

宫颈妊娠

腹腔妊娠

是不是不太好理解？没关系，下面美小护就通过讲故事的方式形象生动地介绍一下宫外孕——画说宫外孕。

故事得从"卵小姐"（卵子）开始讲起：

"卵小姐"终于逃出"后宫"（卵巢），她将与冠军"精王子"（精子）来一场幸福的约会。

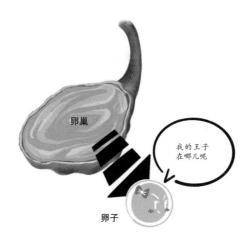

卵巢

卵子

我的王子在哪儿呢

"精王子"一路狂奔，终于夺得冠军，在离"后宫"不远处的输卵管壶腹部与"卵小姐"相遇了。

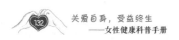

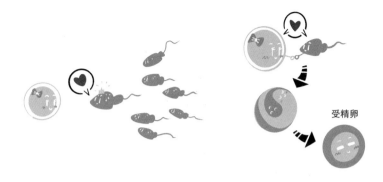

受精卵

一切的美好将从相遇开始，"卵小姐"与"精王子"结合后变成了一枚神奇的受精卵，这就是"卵宝宝"。

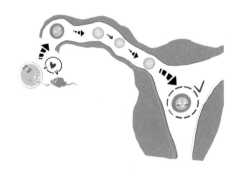

"卵宝宝"在输卵管壶腹部诞生，本应该借助输卵管的蠕动和输卵管内纤毛的扇动游向子宫体腔，并在子宫体腔内定居和生长发育。可是"卵宝宝"不在"宫"中，他（她）并没有"回宫"，而是定居在输卵管、卵巢、腹腔等位置，形成了"宫外孕"，其中最常见于输卵管，占宫外孕的95%左右。是初出茅庐的"卵宝宝"迷了路？还是他（她）贪玩不想"回宫"？

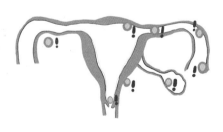

输卵管炎症会导致输卵管管腔变窄，"卵宝宝"使出浑身解数也无法闯过那些炎症障碍。

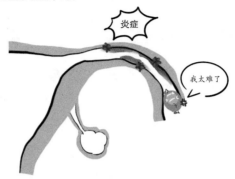

输卵管内纤毛功能受损，无法助力"卵宝宝"向宫腔方向游动。"卵宝宝"只能靠自己缓慢前行，眼看就要到达宫腔，但日渐长大的"卵宝宝"被卡在了狭窄的输卵管里，无法动弹。

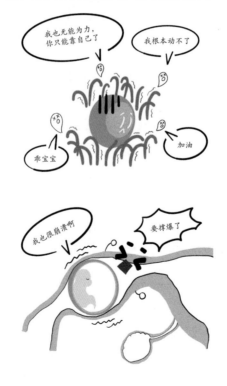

输卵管妊娠史，不管是保守治疗后自然吸收，还是接受输卵管保守手术，再次发生宫外孕的概率均可达10%。

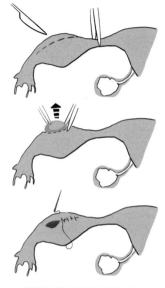

腹腔镜下输卵管开窗取胚手术

输卵管绝育史及手术史，尤其是腹腔镜下电凝输卵管及硅胶环套术绝育后，可因输卵管瘘或再通而导致输卵管妊娠。

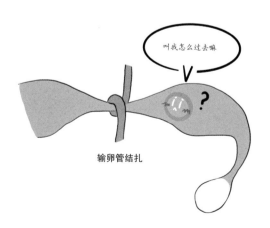

输卵管结扎

输卵管发育不良，如输卵管过长、输卵管内纤毛缺乏、输卵管憩室等，均可能成为"卵宝宝""回宫"征程中的绊脚石。

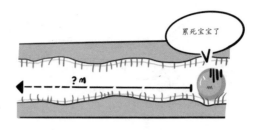

输卵管过长

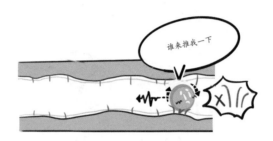

输卵管内纤毛缺乏

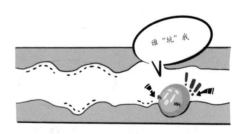

输卵管憩室

输卵管的蠕动、纤毛活动等功能受雌、孕激素调节，激素调节失常则可影响"卵宝宝"正常运行。

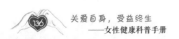

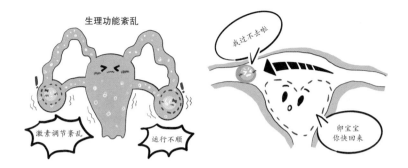

精神因素可引起输卵管痉挛和蠕动异常，从而干扰"卵宝宝"的运送。

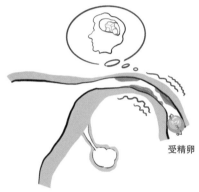

子宫肌瘤或卵巢肿瘤压迫输卵管，也会使"卵宝宝""回宫"道路受阻。

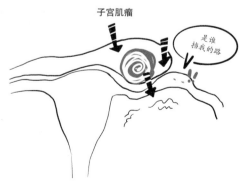

"卵宝宝"不在"宫"中，不是他（她）迷了路，也不是贪玩不想"回宫"，而是"回宫"的道路太坎坷！

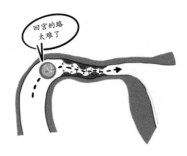

回宫的路太难了

问题2：宫外孕有什么危害呢？

受精卵正常的着床地点是子宫体腔的子宫内膜，这里才能为胚胎的正常生长发育提供足够的地域、空间和营养。宫腔以外的任何部位都不能为胚胎生长发育提供充分的条件，以输卵管妊娠为例：输卵管管腔狭小、管壁薄，肌层远不如子宫肌壁厚与坚韧，妊娠时随着孕卵不断长大，管腔内压力不断增加，最后会不堪重负而破裂。

问题3：宫外孕会导致哪些问题？

1.子宫破裂

不管是输卵管妊娠、子宫瘢痕妊娠还是卵巢妊娠，一旦发生破裂，短期内可发生腹腔内大量出血，使患者出现晕厥，甚至休克，危及生命。

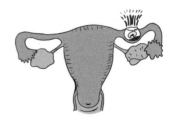

2.流产

若为完全流产，一般出血不多；若为不完全流产则会反复出血，血液不断流出，积聚在输卵管内，形成输卵管血肿或输卵管周围血肿。若血液积聚于直肠子宫陷窝，则会形成盆腔血肿，量多时还会流入腹腔。

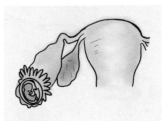

3.导致盆腔、腹腔粘连

宫外孕破裂或流产后，腹腔内出血必然形成盆腔、腹腔粘连，而宫外孕手术本身也增加了盆腔、腹腔粘连的概率。

4.降低再次受孕率

通过输卵管妊娠手术切除患侧输卵管后，双侧输卵管变成单侧输卵管，再次受孕的概率也会降低。

5.增加再次发生宫外孕的风险

为保留输卵管选择输卵管开窗取胚术者，术后该侧输卵管再次发生宫外孕的概率会增加。宫外孕破裂或流产后可能造成输卵管的炎症或输卵管损伤等，也会增加再次发生宫外孕的风险。

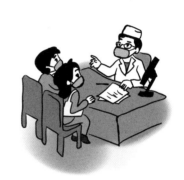

宫外孕不仅严重威胁女性身心健康，还会危及女性生命安全，是孕早期孕妇死亡的主要原因之一。

问题4：诊断宫外孕后该怎么办？

1.办理住院手续

诊断宫外孕之后，应立即遵医嘱办理入院手续，配合医护人员完善各项检查。

2.卧床休息

尽量卧床休息，减少活动，避免因腹腔内压力增加导致宫外孕破裂或流产。

3.密切观察腹痛及阴道流血情况

若突发剧烈腹痛、阴道流血增多，说明可能发生了宫外孕破裂或流产，应立即告知医护人员，配合医护人员做好术前准备。

问题5：育龄期女性在什么情况下应该警惕宫外孕？

1.停经

绝大多数宫外孕患者有停经史，少数患者无停经史，或是将宫外孕的不规则阴道流血误认为是月经，或因为月经过期仅数日而认为是没有停经。

2.腹痛

腹痛是宫外孕患者的主要症状，也是患者就诊的主要原因，常表现为一侧下腹部隐痛或酸胀痛。当发生宫外孕流产或破裂时，患者会突感一侧下腹部撕裂样疼痛，可伴恶心、呕吐、肛门坠胀等症状。

3.阴道流血

宫外孕患者常有不规则阴道流血，一般不超过月经量，少数患者阴道流血量较多，与月经量相当。

4.晕厥或休克

由于腹腔内出血量与阴道出血量不成正比，导致宫外孕患者失血过多而发生晕厥，甚至休克。

问题6：怎样预防宫外孕呢？

（1）计划怀孕，正确避孕，避免人工流产带来的伤害。

（2）积极治疗生殖系统疾病，如盆腔炎、输卵管炎、子宫肌瘤、卵巢囊肿等。

（3）注意经期和产褥期卫生，避免盆腔感染。

（4）拒绝吸烟，避免吸二手烟，保持健康的生活方式。

（5）保持良好的身心状态，让"卵宝宝"顺利"回宫"。

育龄期女性一旦停经或用早孕试纸自测结果是阳性，须尽早到医院确诊是否为正常怀孕。一旦发生停经、腹痛、阴道流血等症状应警惕宫外孕，须立即就医。如果等到腹腔内大出血发生晕厥或休克时才就诊，不仅会花费更多的医疗费用，还可能危及生命。

（何媛媛、郭桂英）

关爱自身，受益终生
——女性健康科普手册

"糜糜"的申冤之路——浅谈宫颈糜烂

宫颈糜烂不是病，走出糜烂认知误区，从了解宫颈糜烂开始。

宫颈糜烂被大家误会很久了，下面美小护就带大家一起来看看宫颈糜烂——"糜糜"是如何为自己申冤的。

大家好，我是"糜糜"，你们也可以叫我"小糜"，过去大家都叫我"糜烂"或"宫颈糜烂"，对此，我感觉很忧伤。在过去那个谈"糜"色变的年代，每每谈论起我，大家都要把我和"性病"绑在一起，给人私生活混乱的感觉。全世界的人都觉得我会导致子宫颈癌，都讨厌我、嫌弃我。明明早在2008年版《妇产科学》教材中，就已经有人为我正名了，我不是病，我是"子宫颈柱状上皮异位"，为什么大家就是不听呢？这么多年过去了，大家还是这样看待我，让我觉得很委屈，所以，我想在这里给自己正名，为自己申冤。

问题1：我是"病"吗？

我真的不是"病"，我只是"宫颈糜烂样改变"，是雌激素让宫颈管内口柱状上皮向外移，移至宫颈管外口，这是一种生理现象。因为柱状上皮薄，其下间质透出而成红色，肉眼看过去像是糜烂，所以大家多叫我为"宫颈糜烂"。就好像你噘嘴一样，嘴巴闭上是挺好看的，但是你把小嘴一噘，红红的一片，看起来虽然难看，但那也是嘴呀，你们不能因为我噘了一下嘴，变丑了，就说我有病了，我真的很委屈呀！

问题2：我是子宫颈癌的病因吗？

我真的不是子宫颈癌的病因。我和子宫颈癌之间根本就没有必然的联系，我只是一种生理现象，子宫颈癌的致病原因早就明确了，主要是HPV病毒的持续感染。我与子宫颈癌的发病真的没有关系。

问题3：我的出现到底需不需要看医生？

没有症状的我本身是不需要治疗的。但是子宫颈癌在早期的时候喜欢模仿我，症状也多和我相似，当出现性交后出血、阴道分泌物异常等症状影响生活质量时，就需要进行治疗。切记，在治疗我的"糜烂"之前，一定要首先做筛查，排除子宫颈癌或其他可疑恶性病变。只要通过了筛查，大家是完全可以正常生活的。

 它一个宫颈糜烂能有什么坏心眼？可怜被冤枉了那么久，希望听完"糜糜"的辩护，大家能对它有一个正确的认识，不要再把它恶魔化了。

（姚琴）

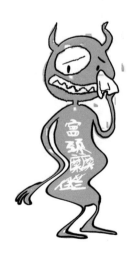

关爱自身，受益终生
——女性健康科普手册

我真不是坏蛋——一封畸胎瘤的自白书

畸胎瘤属于卵巢生殖细胞肿瘤，占卵巢肿瘤的20%～40%。那么，畸胎瘤究竟是怎样的神秘存在？

是不是看到这"畸胎瘤"三个字就觉得很可怕？其实畸胎瘤对人体的危害并没有想象中那么大。下面美小护就带大家一起来读一封来自畸胎瘤的自白书，为大家揭开它的神秘面纱！

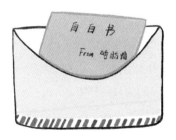

大家好，我是畸胎瘤，听说现在依然有很多人认为我是危害人生命的坏蛋，使我蒙受了许多不白之冤。竟然有人说"畸胎瘤原本是他们自己的兄弟姐妹"，有人说"畸胎瘤就是一个畸形的胎儿"，还有人说"畸胎瘤是不祥之兆"……我听了后非常难过。所以，我必须站出来解释一下。

问题1：我是谁？

对于我的大名"畸胎瘤"三个字，我想可能是大家对我产生误解的重大原因。其实我是最常见的生殖细胞肿瘤，通俗来讲，生殖细胞在胚胎时期发生了小的异常变化，最后逐渐变成你们看到的成熟畸胎瘤，可能会有毛发、油脂、牙齿、骨质等。

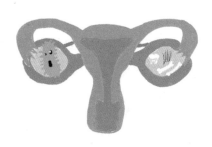

问题2：我有哪些分类？

我的家族主要有两个分支。一类为成熟畸胎瘤，又称为皮样囊肿，是一种良性肿瘤。可发生于任何年龄，以20～40岁居多。多为单侧、单房，腔内充满油脂和毛发，有时可见牙齿或骨质。发现了我需尽早进行手术哦，否则我也有2%～4%的概率会变为恶性。另一类是未成熟畸胎瘤，为恶性肿瘤，占卵巢畸胎瘤的1%～3%，多见于年轻患者，平均发病年龄为11～19岁。

问题3：如何发现我？

我小时候会藏在人体内，人们常在妇科检查时偶然发现我，或因为一点儿症状都没有而一生都未发现我。我长大后，人们偶尔会感到腹胀或在腹部扪及肿块，还可能伴随尿频、便秘等压迫症状。发现我的方法有很多，包括妇科检查、超声检查、CT、磁共振、肿瘤标志物检验等，所以想发现我其实并不难。

问题4：拿我怎么办？

随着腹腔镜技术的不断发展，用腹腔镜手术治疗卵巢成熟畸胎瘤的技术已逐渐成熟并得到推广。目前，腹腔镜下卵巢成熟畸胎瘤剥除术已成为治疗育龄妇女卵巢良性成熟畸胎瘤的首选方法。未成熟畸胎瘤一经发现也须尽早手术治疗，必要时化疗。

　　讲到这里，我的自白书也接近尾声，鉴于我的自尊心非常强，你们可以找到对付我的方法，但却不能误解我。

 最后，再次强调，畸胎瘤真的不是胎儿变成的肿瘤哦！

（陈友雯）

我的前世、今生
——子宫颈癌的自我告白

子宫颈癌是发生在子宫阴道部及宫颈管的恶性肿瘤，是女性常见的恶性肿瘤之一，发病率位于妇科肿瘤的第二位。子宫颈癌患者初期常没有任何症状，后期可出现异常阴道流血。

 人们常常谈子宫颈癌而色变，那么子宫颈癌究竟是怎样一种可怕的妇科疾病呢？下面，美小护就带大家一起来听听子宫颈癌的自我告白。

做个正式的自我介绍吧，我就是赫赫有名的子宫颈癌，简称宫颈癌。我来自子宫颈的上皮，是在诸多因素的作用下慢慢地"黑化"的。我最喜欢和50～55岁的女性打交道，但这并不代表我就不喜欢其他年龄段的女性了，任何一位女性都有可能受到我的青睐，接到我的"邀请函"。

问题1：我是怎么来的？

我的前世叫子宫颈鳞状上皮内病变。这么名字太长了，所以医生通常在诊断书上写的是：SIL或CIN。你大概要问，那有些诊断书上写的CIN，后面还跟着数字1、2、3，这又是什么意思呢？

大家看到的CIN 1属于低级别鳞状上皮内病变（LSIL）。是不是看到"低级别"三个字就放心了？确实绝大多数的CIN 1都具有可逆性，可以自然消退。但这并不代表你就可以掉以轻心了，因为还有一部分的低级别病变会持续存在，并有可能向高级别病变演化。针对这些发展中的低级别病变需要间隔6～12个月随访一次，密切关注我的进展。高级别鳞状上皮内病变（HSIL）包含了CIN 2和CIN 3，光看"高级别"三个字就知道我不太好对付了吧。的确，CIN 3发展为宫颈癌的风险更高，特别是未经治疗的CIN 3。而CIN 2的转归介于CIN 1和CIN 3之间。也就是说CIN 2有一部分可能会在两年内自然消退，还有一部分会持续存在或发展成为宫颈癌。

面对HSIL该怎么办呢？当然是及时进行阴道镜检查，明确病变位置并进行活检。经过阴道镜评估后，需要进行治疗的HSIL通常会采用子宫颈冷刀锥切术和子宫颈环形电切术。既然已经治疗了，都已经切除了，是不是就可以不管我了呢？哈哈哈，如果你这样想，那就正中我的下怀了。你知道吗？经过治疗后的HSIL依然有病变持续和复发并向宫颈癌发展的长期风险，并且患宫颈癌的风险是普通人的2～5倍。因此，治疗后的随访尤其重要，一般治疗后6个月应进行随访检测人乳头瘤病毒（HPV），再根据HPV检测结果决定之后的随访时间。

问题2：我是怎么"黑化"的呢？

原因有很多，但最重要的一个因素就是高危型HPV的持续感染。持续感染的高危型HPV病毒在人体里长驱直入，步步为营，一步一步将我攻陷进化为宫颈癌。若你还有不良的行为习惯如吸烟、

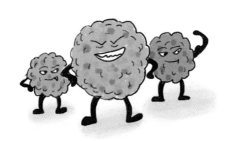

多个性伴侣、过早地进行性生活等，那么恭喜你，距离接到我的"邀请函"又近了一步。我的到来常常悄无声息，等你发现已为时已晚了。我只能感叹道：其实我曾经多次向你发出了预警，你却视而不见，最终导致了悲剧的发生。

问题3：我给了你哪些预警，你知道吗？

同房后阴道出血你重视了吗？你认为同房后阴道出血是同房时用力过度吗？你以为年纪大了同房都会有点出血吗？同房后阴道出血时，你因为羞于启齿就不去就医了吗？你可能不知道，这些都是我对你发出的重要报警信号！

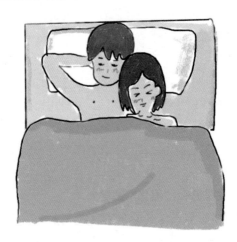

如果你忽略了我首次发出的报警信号，后面我还会通过其他方式提醒你，比如：经期变长、经量增多、白带异常带血丝或呈淘米水样白带等。如果你已经绝经了，又出现阴道不规则地出血，这时，你可千万别以为自己又变年轻来月经了，这正是我给你发出的又一个重要警告。以上种种都是我在提醒你：我来了，快去就医吧！

问题4：有没有办法杜绝或提前发现我呢？

当然有！接种HPV疫苗是预防我出现的首要方法。还应定期进行体检，目前常用液基细胞学检查、HPV检测及阴道镜检查三种方式来筛查宫颈癌。

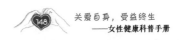
关爱自身，受益终生
——女性健康科普手册

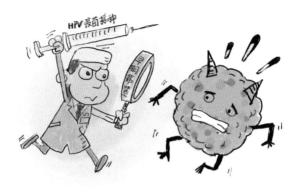

问题5：筛查我之前需要注意什么呢？

（1）避免在月经期进行检查。

（2）检查前72小时禁止性生活、阴道上药及阴道冲洗。

（3）月经干净后3~7天进行阴道镜检查。

听了宫颈癌的自我告白，相信大家对宫颈癌已有所了解了。既然全面了解了宫颈癌的前世、今生，那就请你重视起来，养成良好的生活习惯，进行疫苗接种，定期检查，重视它发出的预警信号，避免接到它的"邀请函"。

（张芯荟）

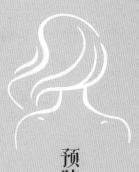

预防保健，做健康女性

没想到还有这样的"避孕药"

 "医生，我还没谈恋爱呢，只是月经不调，你怎么给我开避孕药呢？"

"避孕药有很多种，短效避孕药除了可以避孕，还有意想不到的好处。"

在妇科诊疗室，美小护看到上面的一幕。医生说的短效避孕药，除了有避孕作用外，究竟还有怎样"意想不到"的好处？下面，美小护就来跟大家说说短效避孕药究竟是怎样的"避孕药"。

问题1：口服避孕药分为三类，你都知道吗？

1.长效避孕药

因一次性摄入体内的激素含量大、不良反应较多，现已基本被淘汰。

左炔诺孕酮片 OTC

2.紧急避孕药

（1）仅仅为无保护性交的补救措施，避孕失败率高。

（2）只能在无保护性交后12小时内服用，不能作为常规避孕方式。

（3）因含有大剂量的孕激素，反复使用可能会引起肝肾功能的损害，以及月经紊乱、头痛、呕吐、恶心等不良反应，甚至有可能引起宫外孕。

3.短效避孕药

短效避孕药是一种含有雌激素和孕激素的药片，主要通过影响女性激素分泌系统，抑制排卵从而达到避孕作用。此类药物经过不断地改进，雌激素含量不断降低，由于其剂量小、身体代谢

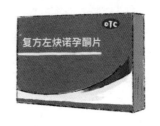

快，停药以后不影响受孕。有效使用短效避孕药，避孕效果基本能达到100%。

问题2：避孕药还有避孕以外的功效？

是的，除了避孕，避孕药还能带来意想不到的功效哦！

1.调理月经

短效避孕药里含有雌激素和孕激素，能帮助女性把月经周期调整到28天左右一次，适用于月经周期不规律的女性。此外，对于经前期综合征及痛经也能起到一定的缓解作用。

2.改善"痘痘肌"

短效避孕药对人体激素的水平也有一定的调节作用。对某些由于雄激素过高而出现青春痘症状的女性，短效避孕药也能够通过减少雄激素而减少痘痘的产生。

3.预防疾病

临床上一些子宫内膜息肉在术后容易复发，而口服短效避孕药有一定抑制复发的作用。

4.其他

近期有研究表明，长期服用短效避孕药还可以降低多种癌症风险。

问题3：短效避孕药有这么多好处，人人都可以吃吗？

当然不是，有以下情况时不建议服用：

（1）有原发性高血压、冠心病等严重的心血管疾病或者血栓性疾病。

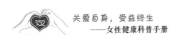

（2）有癌前病变、恶性肿瘤或者急性肝炎、慢性肝炎、肾炎。

（3）有糖尿病、甲状腺功能亢进等内分泌疾病。

（4）母乳喂养的妈妈不建议使用短效避孕药，因为雌激素可能会抑制乳汁分泌。

（5）年龄＞35岁的吸烟女性服用短效避孕药，可能会引起心血管疾病发病率的增加。

（6）有严重偏头痛并且反复发作或因精神病长期服药。

问题4：服用避孕药有哪些注意事项？

（1）应在月经开始的第5天服用第一片，连续服用22天。暂停服药7天后继续开始服用第二周期。

（2）漏服一次要及时补服，连续漏服两次，补服后必须同时选择其他的避孕措施（如安全套）。连续漏服三次则应停药，选择其他的避孕措施后，在下次经期第5天开始服下一周期药。

（3）服药早期可能会出现乳房胀痛、恶心、头痛和情绪改变，发生率为1%～10%。

（4）长期服用可能会增加静脉血栓栓塞等疾病的发病风险，因此服用短效避孕药需遵医嘱定期复诊。

（5）大部分的避孕药可在药房直接购买，但由于个体差异，同时为了达到预期的效果，无论是用于避孕，还是作其他用途，均建议在医生和药师等专业人士的指导下服用。

 科学选择避孕药，无论用于避孕，还是作其他用途，均建议在医生和药师等专业人士的指导下用药。

（李季、龚正荣）

避孕"法宝"——宫内节育器

在医学技术快速发展的今天，避孕方法越来越多，如何选择一种适合自己的避孕方法，你是否有过困惑呢？你是否因不靠谱的安全期避孕而受过伤害？你是否因丈夫不配合戴避孕套或不全程戴套而烦恼？你是否因皮埋避孕的创伤而痛苦？你是否因口服避孕药的副作用或漏服药而担心？

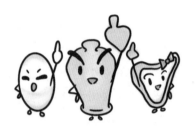

避孕药　　避孕套　　宫内节育器

如果你因为以上避孕方法而烦恼，可以了解一下避孕"法宝"——宫内节育器（IUD）。

问题1：什么是宫内节育器？

IUD俗称"节育环"，宫内节育器放置术就是我们通常说的"上环"。相信大家对"上环"一词有所了解，我国20世纪七八十

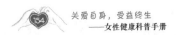

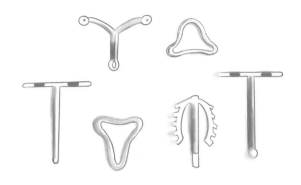

年代曾将"上环"广泛应用于计划生育，取得了良好的效果。IUD是一种简便、经济、安全、高效且可逆的避孕工具。

问题2：宫内节育器避孕有什么优点？

（1）操作简单，无创伤性，副作用小。

（2）效果可靠，避孕成功率可达90%。

（3）可逆，有生育要求时，可随时取出。

（4）避孕时间长，含铜宫内节育器可放置5～20年；含药宫内节育器可放置3～5年。

（5）不影响性生活和女性血凝系统。

（6）房事后5天内放置宫内节育器可紧急避孕。

问题3：宫内节育器有哪些类型？

IUD种类繁多，按材料可分为惰性IUD和活性IUD两类。

（1）惰性IUD：由不锈钢、塑料尼龙类和硅胶类等惰性材料制成，因其避孕效果差，已逐渐被淘汰。

（2）活性IUD：以节育器为载体，携有铜或锌等金属、孕激素、止血药物、磁性材料等物质。它能缓慢释放活性物质，其避孕效果显著。目前国内使用的活性宫内节育器主要是含铜和含药物两大类：①含铜IUD。能持续缓慢释放具有生物活性并有较强抗生育能力的铜离子，从形态上分为T形、V形和宫形等多种形态。②含药IUD。能持续微量释放抗生育的药物，主要有含左炔诺孕酮IUD和含吲哚美辛IUD。

问题4：宫内节育器如何实现避孕目的？

（1）干扰酶系统：含铜IUD释放的铜离子可以干扰精子着床必需的酶系统活性，从而影响精子的活动和获能，以达到避孕的目的。

（2）释放孕激素：含药物的IUD如曼月乐，能缓慢释放孕激素，孕激素使子宫内膜腺体萎缩，并改变宫颈黏液的生化特性，从而阻止受精卵着床。

（3）产生前列腺素：IUD长期刺激，使子宫内膜产生前列腺素，前列腺素使子宫收缩和输卵管蠕动增强，从而影响受精卵着床。

问题5：哪些时间节点可以放置宫内节育器？

（1）月经干净后3~7天且无性交。

（2）产后42天恶露已净，会阴伤口愈合，子宫恢复正常后放置，剖宫产术中放置。

（3）人工流产后可立即放置，自然流产于转经后放置。

（4）药物流产在2次正常月经后放置。

（5）哺乳期排除早孕后放置。

（6）含孕激素IUD在月经第4~7天放置。

（7）紧急避孕在性交后5天内放置。

问题6：放置宫内节育器后需要注意什么？

（1）放置IUD后1周内应避免重体力劳动，避免增加腹压。

（2）保持会阴清洁，2周内禁止盆浴和同房。

（3）阴道流血超过平时月经量1倍、流血时间长、发热或严重腰酸腹痛等时需及时就医。

（4）按时检查：放置IUD后1个月、3个月、6个月、12个月各复查1次，以后每年到医院复查IUD的状态。

问题7：什么时候该取出宫内节育器？

（1）超过IUD的"保质期"就应该取出。是的，IUD也有"保

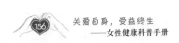

质期"，不同类型IUD的"保质期"也不同，如不及时取出、更换，则会影响避孕效果。应于月经干净后3～7天取出。

（2）出现子宫不规则流血，应随时取出。取出的同时应进行诊断性刮宫，送病理检查，排除子宫内膜病变。

（3）阴道流血多或伴感染，经治疗无效者，须及时取出。

（4）带器早期妊娠者，可在人工流产时取出。

（5）进入绝经期，绝经后1年以内及时取出，否则极易发生节育器嵌顿。

（6）有生育要求者，取出IUD后3～6个月可怀孕。

问题8：宫内节育器只能用来避孕吗？

当然不是，有的IUD除了有避孕的作用以外，还可治疗多种妇科疾病。比如左炔诺孕酮宫内节育器（LNG-IUD）对子宫内膜异位症、子宫腺肌病、子宫肌瘤、异常子宫出血等疾病有较好的治疗效果，还可以改善月经过多、痛经等问题。LNG-IUD之所以有这么多功效，是因为它的身体里含有孕激素左炔诺孕酮，在子宫腔内"安营扎寨"后，它每日都会向子宫内局部释放微量孕酮，在孕酮的作用下，子宫内膜会变薄，月经量会减少，痛经也可以得到一定程度的缓解。

需要注意的是，有些女性朋友放置LNG-IUD后有可能出现闭经的情况。不要担心，这不是绝经，相反，恰恰证明LNG-IUD正悄悄发挥着功效。在病情得到控制以后，就可以把LNG-IUD给取下来。

解除了LNG-IUD的"限制"，月经就会恢复。但LNG-IUD不会影响卵巢功能、卵泡发育以及排卵，所以不会影响女性的生育能力。治疗时，在LNG-IUD的作用下，女性的子宫和盆腔状态会逐渐好转，从而使怀孕的概率增大。常见的曼月乐就属于LNG-IUD，它既可以治疗疾病又可以避孕，具有双重作用。

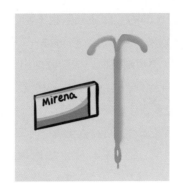

IUD虽然方便、经济、高效，但美小护还得提醒大家，放置IUD须选择正规医院，以免因操作不规范引起节育器异位、脱落、嵌顿、子宫穿孔及宫内感染等并发症。

（郭桂英、尹天宇、陈书聪）

明明做了预防措施，怎么还是"中奖"了

"医生，我和我老公两地分居，他就过年这几天回来一下，我推算不是在排卵期，而且我们采取的是体外排精，怎么还是怀上了啊？"

"医生，我们用的避孕套破了，但我补服了紧急避孕药，怎么还是怀上了呢？"

"因为你们采用的避孕措施都不是高效的避孕措施，受孕率是很高的。"

 每逢节日，夫妻相聚在一起的时间较长，"相亲相爱"的时间更多，没有采取有效避孕措施，很容易"中奖"。意外怀孕可不一定是好事哦，因为没有做好相应的准备，很多人只有选择人工流产，使身心受到伤害。那应该怎样避免呢？

问题1：哪些情况容易导致意外怀孕？

很多看似安全的避孕方法都有可能导致意外怀孕，一项研究显示，不正确地使用紧急避孕药以高于40%的妊娠率排在首位，安全期和避孕棉避孕的妊娠率为24%，体外排精、不正确地使用安全套及阴道隔膜等避孕方式的妊娠率都在12%以上。

问题2：如何判断是否怀孕？

意外怀孕是指在没有任何准备的时候，同房之后没有采取措施及时补救而导致的怀孕。意外怀孕后身体有哪些变化呢？

1.停经

停经是怀孕最明显的表现。如果平时月经期准时，推迟超过10天应考虑怀孕，可以先用试纸或验孕棒验孕，若超过2周，必须到医院检查。

2.早孕反应

怀孕6周左右时可能出现头晕、食欲下降或偏食（特别喜欢吃酸性或者生冷食物）、晨起恶心等反应。

3.乳房变化

在孕激素的作用下，乳房会慢慢地长大，乳头和乳晕的颜色也会加深，12周以后还会有少量的乳汁分泌出来，这些都是怀孕的征兆。

问题3：意外怀孕了该如何补救呢？

意外怀孕后，一般主张符合生育条件的继续妊娠，这样可以减少人工流产手术对女性健康的伤害。如果条件不允许继续妊娠，可以采取药物流产或人工流产等补救措施。

问题4：药物流产好还是人工流产好呢？

（1）药物流产：是指采用药物的形式把胚胎杀死之后，将其排出体外。使用时需要进行相应的检查并且在医生指导下服药。适用于妊娠≤7周，年龄＜40岁的健康女性，有多次妊娠史及高危因素妊娠的孕妇可以选择药物流产。药物流产简单、方便，但是副作用大，感染的概率高，易出现药流不全等现象，有时还需要行清宫术。

（2）人工流产：适用于10周内的妊娠，在麻醉下进行的负压吸引术，虽然手术时感觉不到疼痛，但也会对身体造成一定的危害。

问题5：人工流产术是怎么做的？

1.术前准备

（1）首先医生会详细询问病史，并做妇科常规检查以及血液细胞检查（包括阴道分泌物常规、血常规、凝血检查等）和心电图等，初步评估手术的难易程度。

（2）还应行尿hCG测定或者抽血查血hCG，以及超声检查再次确认是否怀孕。

（3）术前测量生命体征（体温、脉搏、血压）。

（4）手术前需要排空膀胱。

2.人工流产术的步骤

进入手术室，需要摆一个比较特殊的体位，叫"膀胱截石位"。

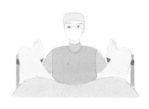

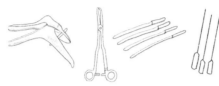

阴道窥器　宫颈钳　宫颈扩张器　探针

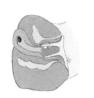

第一步：用阴道窥器"温柔"地扩开阴道，对阴道及宫颈管进行消毒。

第二步：用宫颈钳夹持宫颈前唇，用探针探查宫腔方向与深度。

第三步：用宫颈扩张器（由小号到大号循序渐进）轻柔地扩张宫颈管。

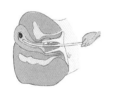

第四步：将吸管连接到负压吸引器上，通过阴道，插入子宫。利用负压吸引器吸力，将胚胎从母亲的子宫内吸出体外。

第五步：用小号刮匙轻轻搔刮子宫宫底及两侧宫角，检查宫腔是否被吸净。

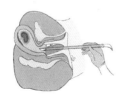
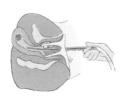
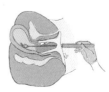

问题6：人工流产有哪些危害呢？

（1）术中并发症：子宫是个"肉球"，质地柔软，手术使用到的器械都较坚硬，手术过程中对子宫可能造成一定的损伤，导致子宫出血，甚至出现子宫穿孔造成全身感染等严重并发症。也可出现头痛、头晕、恶心、呕吐、大汗淋漓等人工流产综合征表现。

（2）近期并发症：子宫畸形、位置异常或者操作者不熟练等均可能导致胚胎组织未被吸干净需要再次手术。或者因为手术细菌通过宫腔蔓延，造成盆腔感染。

（3）远期并发症：手术过程中，破碎的子宫内膜通过血液逆行到子宫以外，会引起子宫内膜异位症，从而出现其他部位每月周期性的出血或疼痛等表现；由于手术中负压吸引对子宫内膜的损伤，少数女性会出现如月经量减少、月经周期紊乱等月经异常表现，甚至造成难以怀孕或终生不孕。

问题7：人流术后应注意什么？

（1）一个月内禁止同房、盆浴，每日清洗外阴，但勿冲洗阴道。

（2）术后遵医嘱用药，术后有发热、流血超过月经量、腹痛加重及流血时间超过10天，或超过45天无月经来潮应到医院就诊。

（3）建议术后休息两周，但勿久坐久躺，避免劳累、受凉等。

（4）建议术后1周早晚俯卧各1次，每次30分钟。

（5）术后饮食宜清淡、营养丰富，忌生、冷食物。

（6）流产手术后11天就有可能再次怀孕，1年内怀孕就是高危妊娠，特别是半年内怀孕风险更大，所以一定要采取口服避孕药、IUD等高效安全的避孕方法，正确使用避孕套，避免意外怀孕给身心造成的伤害。

问题8：怎样才能安全、高效避孕，又不影响性生活质量呢？

目前已有许多新型、安全、高效、不良反应少的避孕方法，可以满足不同人群的需求。多数人主要采用避孕药物、IUD以及避孕套等方式进行避孕。

1.口服避孕药

口服避孕药是目前全球使用较多、较流行、舒适度较高的一种避孕方式。它具有保护生育能力，初期可迅速修复子宫内膜，减少出血、宫腔粘连、盆腔炎、输卵管炎症、贫血、痛经、子宫内膜异位症以及宫外孕发生等优点。短效避孕药每日服1片，或在月经结束之日起连续服用22天，可使月经规律，对经期腹痛、烦躁等症状也有帮助。

正确使用避孕药物，避孕成功率可达99%（每天同一时间服用），停药即可怀孕，不会引起胎儿出生缺陷。长期服用可降低子宫内膜癌（降低50%～60%）、卵巢癌（降低40%～80%）、结直肠癌（降低18%～40%）等疾病的患病率，不增加乳腺癌患病风险。很多女性在服用短效避孕药后，意外地发现自己的皮肤变好了。但是有血栓家族史、35岁以上吸烟的女性要遵医嘱使用口服避孕药。

2.宫内节育器

IUD是我国女性使用率最高的避孕方法，特别适合近期无生育要求的女性。它的特点是：①高效、可逆，避孕成功率达90%，取出节育器后生育力恢复。②安全、长效，对全身无影响。③经济、简便，一次放置长期有效，一般可使用5～15年。

3.使用阴茎套

阴茎套也称避孕套，为男性避孕工具。对于女性来说，使用避孕套的舒适度仅次于口服避孕药。应采用合格产品，每次使用时检查有无破损，从性生活开始全程戴好，避孕成功率可为93%～95%。避孕套还能起到屏障的作用，可以有效防止染上性传播疾病。

采用安全期和紧急避孕药等避孕方式失败率高，应该选择高效、安全、舒适的避孕方法，既能满足避孕要求，又能有效避免意外怀孕。正确避孕，保护女性的身心健康，营造良好的家庭氛围。

（周新霞、李季、关晋英）

关于HPV你应该知道的事

关于HPV，你了解多少？HPV的英文全称是human papilloma viruses，它的中文名叫人乳头瘤病毒，大家一定不陌生。

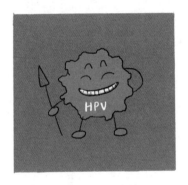

大家一定早就知道，HPV是具有传染性的。中外学者们早就证实了这一点，他们得出的结论是：HPV感染是全球最常见的性传播疾病。没错，HPV主要是通过性接触传播的。但你要是认为HPV只能通过性接触传播，那你就大错特错了，直接或间接接触感染者的皮肤或黏膜、母婴传播等都是HPV的传播方式。

HPV病毒可以通过肉眼无法发现的微小擦伤侵犯人类表皮基底层细胞，感染后便潜伏在皮肤或黏膜上，让人们神不知、鬼不觉地被感染，并等待机会让其发病。但需要注意的是，HPV只感染人类，即只能引起人类发生疾病。

下面，美小护就来具体介绍一下HPV这个"熟悉的陌生病毒"。

问题1：HPV家族有哪些特点？

HPV有一个庞大的家族，细细数来，竟有200多种亚型。根据其对人体组织器官的喜好不同，可以把HPV分为嗜皮肤型和嗜黏膜型两大类型。

1.嗜皮肤型HPV

嗜皮肤型HPV喜欢人类的皮肤，如HPV1、HPV2、HPV3、HPV4、HPV7、HPV10等型偏好感染人类的皮肤上皮，能引起人类皮肤表面出现良性赘生物，就是所谓的皮肤疣，这是一种通过直接或间接接触而传播的皮肤病。这里美小护要提醒大家，避免接触HPV患者破损的皮肤、不与他人共用指甲刀和剃须刀、在公共浴室不赤脚洗浴，是减少皮肤病传播的有效方法。

有的HPV有特别的嗜好，喜欢感染人类的肛门生殖器上皮，如阴茎、阴囊、会阴、肛管、肛周区、阴道口、外阴和宫颈。有这些嗜好的HPV还不少，竟有超过40种的亚型，不同亚型感染肛门生殖器后所表现出来的症状也有所不同。如HPV6型和HPV11型感染后能引起肛门生殖器疣，就是常说的尖锐湿疣，这是一种通过性接触传播的良性疾病。肛门生殖器疣虽然是良性疾病，但病情绵延难治，可能导致躯体并发症和心理并发症，还有可能发生恶变。

2.嗜黏膜型HPV

嗜黏膜型HPV如HPV16型可感染口腔黏膜，引起口咽癌；HPV6型和HPV11型可感染呼吸道黏膜，引起复发性呼吸道乳头瘤状病。

问题2：什么是高危型HPV？

高危型HPV是最常引起人类发生癌症的HPV亚型。大约有15种HPV亚型与癌症相关，包括HPV16、HPV18、HPV31、HPV33、

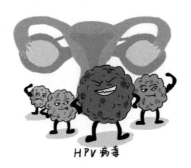

HPV病毒

HPV35、HPV39、HPV45、HPV51、HPV52、HPV56、HPV58、HPV59、HPV68、HPV73和HPV82型。其中，HPV16型最常见，进展为癌的风险最高。

让人心惊胆战的宫颈癌就是由HPV持续感染所导致的一种常见的妇科恶性肿瘤，其中最常见的是HPV16型和HPV18型。宫颈癌是发展中国家最常见的妇科恶性肿瘤，也是女性面临的主要健康问题。在非洲等资源有限的国家，宫颈癌的发病率和死亡率更高，甚至是女性癌症相关死亡的主要原因。由HPV16型引起的宫颈癌约占50%，HPV18型引起的宫颈癌约占20%。

问题3：为什么说HPV"游离不定"？

HPV是广泛存在于自然界的一类病毒，跟流感病毒一样普遍，人类普遍易感。HPV寄居在人类肛门生殖器的皮肤和黏膜上，就能非常隐匿地到处旅行，四处游荡。因为很多人感染后并无自觉症状，所以在不自知的情况下更容易传播给性伴侣。

研究显示，女性一生中被感染HPV的概率高达70%。但其实大多数人的感染是一过性的。HPV就是喜欢捣乱、到处蹦跶，也许你正在为检测到HPV的身影而紧张时，它就已经悄悄地离开了。但是如果你遇到固执的HPV，死皮赖脸地待着不走，那你可能就要倒霉了。HPV不仅能引起女性宫颈癌，还可引起外阴和阴道癌、肛门癌、口咽癌等恶性肿瘤。

问题4：如何预防宫颈癌？

宫颈癌筛查是预防宫颈癌的重要方法，筛查方法有HPV检测、宫颈细胞学检查或两者联合检测。女性朋友们只要性生活超过三年或者年龄大于21岁，就应该定期接受宫颈癌筛查。宫颈癌筛查可以发现子宫颈的癌前病变，以便于患者在发生宫颈癌之前能够得到及时治疗。

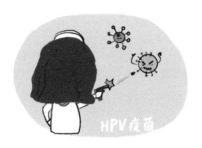

 宫颈癌筛查是一项伟大的研究成果，它是发现HPV踪迹和检测HPV致病程度的方法，使宫颈癌得以早发现、早诊断、早治疗，大大降低了宫颈癌的发病率和死亡率。

（郭桂英）

HPV疫苗答疑

关于HPV疫苗，美小护听说很多女性朋友都不是很了解，该选择几价疫苗，很多朋友更是困惑。下面，美小护就来为大家答疑解惑。

问题1：什么是HPV疫苗？

HPV疫苗即人乳头瘤病毒疫苗。目前临床上已经研发出来的HPV疫苗有3种，分别是二价、四价和九价疫苗，它们的区别是其所覆盖的HPV亚型数量不同。相比于四价和二价疫苗，九价疫苗所覆盖和针对的HPV亚型更多。

问题2：为什么要打HPV疫苗？

接种HPV疫苗是预防HPV感染的有效方法，能安全地预防持续性HPV感染所导致的相关病变，是宫颈癌的一级预防措施。

问题3：你还在等九价疫苗吗？

（1）二价疫苗：可预防HPV16和HPV18型感染，能预防70%的宫颈癌，推荐接种年龄为9～25岁。

（2）四价疫苗：可预防HPV16、HPV18、HPV6和HPV11型感染，能预防70%的宫颈癌和90%的生殖器疣，推荐接种年龄为20～45岁。

（3）九价疫苗：在四价苗的基础上，还能预防HPV31、HPV33、HPV45、HPV52和HPV58型，能预防90%的宫颈癌，推荐接种年龄为9～45岁。

关爱自身，受益终生
——女性健康科普手册

研究表明，在推荐年龄里，越小接种HPV疫苗，预防HPV感染的效果越好，在性行为开始前接种最好。所以，比起坐等九价疫苗，在推荐年龄里尽早接种低价疫苗对个体的益处更大。

问题4：HPV疫苗可以延迟注射吗？

众所周知，不管是二价、四价还是九价疫苗都需要接种三剂。若确实无法按时前往接种，适当延迟接种是可以的。适当延迟的意思就是从第一次接种算起，在一年内把剩余的两剂接种完就行。我们拿九价疫苗来举例：小美在2022年1月1日接种了第一剂，按接种计划应该在3月1日接种第二剂，但由于特殊情况不能按期注射，那么她可以延期至7月1日之前接种第二剂，在2022年12月31日前完成第三剂接种即可。或者，本该3月1日接种的第二剂，推迟到9月1日之前接种也可。

问题5：孕期也能注射HPV疫苗吗？

不建议妊娠期妇女接种疫苗，哺乳期妇女慎重接种，备孕期间也不推荐接种。

问题6：接种HPV疫苗后发现怀孕了怎么办？

尚未完成三剂疫苗接种就发现怀孕了，首先应暂停接种后续疫苗，待妊娠结束后再重新完成三剂疫苗接种；若是疫苗全部接种完成后发现怀孕，那就不用紧张了，准妈妈不需要做特殊处理。

HPV疫苗是人类的福音，它的出现，为人类最终消灭宫颈癌提供了坚实的病因学基础。美小护提醒大家，HPV疫苗不可以提前注射哦！建议大家还是按时接种。

（郭桂英、张芯荟）

做到这几点，
"石女"也可以拥有幸福人生

"石女"，一个"讳莫如深"的字眼。过去，在人们眼中，"石女"不仅算不上真正的女人，还往往被看成晦气、不吉利的象征。

什么是"石女"？"石女"就不能结婚吗？这一系列问题常常给患者带来无尽的困扰，严重影响患者的生理和心理健康。别着急，下面美小护就来详细说说"石女"那些事儿。

问题1：什么是"石女"？

"石女"是指先天性无阴道、处女膜闭锁或阴道横隔的女性，是一种先天性女性生殖器发育异常，常同时合并无子宫或未发育的子宫。"石女"往往承受了非常大的心理压力，面对恋爱、结婚等一系列的问题，通常会很自卑。"石女"中，最常见的就是先天性无阴道患者。

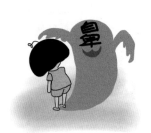

问题2：先天性无阴道的患者有哪些表现？

先天性无阴道患者几乎均合并无子宫或仅有始基子宫，卵巢功能多正常。常表现为原发性闭经及性生活困难，若出现这些症状，应该尽早到医院就诊。

问题3：为什么会出现这种病症？

其实，这不是女孩子的错，也不是家族遗传。它的形成只是因为在母亲怀孕期间，胎儿的身体发育到生殖系统这一阶段的时候出现了一些偏差，导致生殖系统发育不全。

问题4：先天性无阴道是不治之症吗？

先天性无阴道是可以治疗的！人工阴道成形术可助先天性无阴道患者拥有幸福人生。手术治疗是一个非常值得考虑的方案，日渐成熟的人工阴道成形手术可以造福这类患者。其次，还可以采用非手术治疗，如顶压法，即用阴道模具压迫阴道凹陷，使其扩张并延伸到接近正常阴道的长度。

问题5：什么是人工阴道成形术？

人工阴道成形术就是寻找合适的衬里或替代组织重建阴道。手术方法主要是在尿道膀胱与直肠之间形成一个人工腔道。人工阴道成形术的方法有多种，包括乙状结肠阴道成形术和生物补片法阴道成形术等。其中，生物补片法阴道成形术简单易行，手术和麻醉时间短，阴道黏膜化时间短，生物补片已成品化，不会造成供区瘢痕，易于被患者接受。人工阴道成形术治疗的最佳年龄一般在17～21岁。建议在18岁之后进行手术治疗。但是，如果合并有经血潴留等其他症状就应该尽早就医，积极采取措施。术后患者能够进行正常的性生活、结婚、生子，拥有正常的、幸福的家庭。

合理的治疗将会弥补"先天性无阴道"患者因生理发育缺陷而带来的人生遗憾，减轻心理压力以及来自社会的压力。积极面对，及时就诊，合理治疗，"石女"也可以拥有幸福人生！

（李凤）

浅谈妇科"大保健"

很多人认为没有性生活就不会得妇科病，所以不需要做妇科检查。其实这是不对的，就好比我们买回来的袋装大米，没有开袋大米也会长虫甚至变质一样，只是开袋后变质的概率更大，所以只要有激素分泌，有月经来潮，就可能会发生妇科疾病，因此没有性生活也应该选择适宜的筛查。

 下面，美小护就来科普一下女性朋友究竟需要做哪些妇科"大保健"。

问题1：女性每年需要做哪些妇科"大保健"？

1.妇科常规检查

妇科常规检查也就是我们俗称的"妇科查体"，由妇科医生进行。有性生活史的女性主要是用阴道窥器扩张阴道，医生通过望诊（看）和触诊（摸）的方  式检查生殖器官、子宫及其附件等。没有性生活史的女性，一般不经阴道检查，如果有阴道闭锁或者超声检查有附件包块，医生会采用直肠—腹部双合诊检查（一只手伸入直肠，一只手在腹部配合检查，可扪及肿块大小、位置、形状等）联合判断。

2.超声检查

（1）经腹壁超声检查：借助超声仪器检查盆腔和子宫内膜是否有异常。

（2）经阴道超声检查：有性生活的女性尽量选择阴道超声。因为阴道超声分辨率更高，可以更清晰地看到子宫、内膜的形态、卵巢的大小、卵泡的发育等，尤其适合腹部肥胖者或对盆腔深部器官的观察。

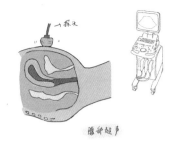

腹部超声

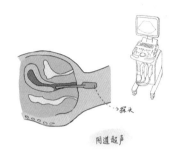

阴道超声

3.宫颈癌筛查

21～65岁有性生活的女性需要做宫颈癌检查，一般选择宫颈细胞学+HPV联合检查。检查方法为将"细胞小刷头"放于宫颈管内，旋转数圈后取出放于细胞保存液中送检。

4.阴道分泌物检查

通常指白带常规检查，可检测出各种原因导致的阴道炎症。

5.其他

有特殊需求的女性，可以抽血查肿瘤标志物，帮助筛查早期的恶性肿瘤。必要时增加甲状腺功能以及乳腺和甲状腺B超检查。

问题2：妇科检查前需要做哪些准备呢？

（1）做妇科检查尽量不要选择月经期，建议在月经干净后的3～7天，但如果阴道突然出血或腹部突然剧痛，须立即就医。

（2）建议穿宽松易脱的衣裤，妇科常规检查需要排空小便。

（3）腹部B超需要在膀胱充盈的状态下检查（俗称"胀尿"），而阴道超声则需要排空膀胱。

（4）妇科检查前不要自行阴道用药（阴道用药后，医生扩张阴道可能会看到残余药渣，而导致无法正确判断问题，同时也会干扰检查的结果）。

（5）检查前3天内建议不要有性生活，或者性生活时戴上安全套，避免影响检查结果。

定期进行妇科检查，是一件对女性非常重要的事，也是一件很有必要做的事，希望大家重视妇科检查，提前筛查，早期预防！

（李季）

教你五招，平安度过更年期

最近，46岁的李阿姨经常感到潮热、记忆力减退、情绪低落，对什么都提不起兴趣，还激动易怒。一向注重身体健康的她感觉自己可能生病了，急忙来到医院就诊，经过医生的详细检查，最终诊断为围绝经期综合征。一向要强的李阿姨很是烦恼，感觉自己还年轻，怎么就进入更年期了呢？

 下面，美小护就来教大家五招"绝技"，帮助适龄女性朋友平安度过更年期。

问题1：什么是更年期？

围绝经期，习称更年期，围绝经期综合征是指妇女在绝经前后由于卵巢功能衰退引起的一系列以自主神经系统功能紊乱为主，伴有神经心理症状的综合征。女性更年期一般发生在40～65岁。我国有约2亿更年期女性，每年有超过80%女性深受围绝经期综合征的困扰，严重影响其生活质量和身心健康。

问题2：如何判断自己是否进入更年期了呢？

更年期女性会出现一系列身体及精神心理症状，如月经周期不规则、经量增多或减少、经期延长等月经紊乱表现。更年期女性常还可能出现潮热、眩晕、心悸和精神神经症状，表现为注意力不集中和情绪波动大，如激动易怒、焦虑不安、失眠、情绪低落、抑郁等，记忆力减退也较常见。此外，在更年期，心血管危险因素如高

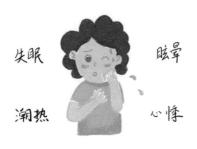

失眠　　　　　眩晕

潮热　　　　　心悸

血压、血脂异常等发生率也会明显增高，导致其心血管疾病发生风险增加。更年期女性还易发生骨质疏松、骨质疏松性骨折和骨关节炎等疾病。因此，我们需要重视围绝经期综合征的防治。

问题3：进入更年期应该怎么办呢？

进入更年期也不用太过紧张，这里有5个小贴士，帮助你平安度过更年期。

1.保持健康的生活方式

更年期女性应该保持生活规律，按时作息；积极参与社会活动；做好情绪管理，保持开朗、乐观、积极态度，保持心情舒畅；改变不良生活习惯，避免熬夜、憋尿、久坐等；避免外界伤害，避免摄入有害物质，不吸烟、避免吸二手烟。

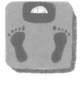

2.定时定量、均衡饮食

饮食要定时定量、均衡。少食动物脂肪、胆固醇含量高的食物；限盐（<5 g/d），控糖（包括含糖饮料），少油，限酒（酒精量≤15 g/d），足量饮水（1 500～1 700 ml/d）；饮食结构要多样化，粗细搭配，增加多种水果、蔬菜摄入，选择全谷物或高纤维食物。更年期妇女还需补充钙400～600 mg/d。

3.适当控制体质量

更年期妇女应维持适宜的BMI，BMI 18.5～24.9 kg/m²为正常，腰围应＜80 cm。体质量过高可增加心脑血管疾病风险，体质量低可增加骨质疏松症风险。

4.坚持户外运动

更年期妇女应每周至少坚持2.5小时中等强度的有氧运动，如走路、慢跑、骑自行车、游泳、跳舞等；每周进行2～3次肌肉张力锻炼，以增加肌肉量和肌力。

5.遵医嘱药物治疗

激素替代治疗能有效减少或消除潮热，改善睡眠质量、情绪和记忆力；减轻围绝经期综合征的症状，改善阴道干燥，减少性交困难，减轻性交后膀胱炎的症状；减轻关节疼痛，延缓更年期骨关节炎的发展；减少与年龄相关的肌肉质量损失等。不愿意接受绝经雌激素治疗和有雌激素治疗禁忌证的妇女还可在医生指导下使用中药治疗。

更年期是女性自然绝经前后的生理阶段，但因性激素波动或减少可能会导致一系列躯体及精神心理症状，严重影响生活质量和身体健康。保持健康生活方式，必要时遵医嘱合理用药可帮助围绝经期综合征患者平安度过更年期。

（李凤）

有一种运动锻炼叫盆底肌肉锻炼

在物质丰富、人民安居乐业的今天，运动锻炼已经成为生活的一部分，跑步、跳绳、骑自行车、打羽毛球、跳广场舞……各种运动层出不穷，凡有益于健康，人们都乐意去做。

大家可知道，有一项特别的运动锻炼叫作盆底肌肉锻炼？下面，美小护就来跟大家讲讲盆底肌肉锻炼的那些事儿。

问题1：什么是盆底肌肉？

盆底肌肉是骨盆底的一组肌肉，这一组肌肉就像一张结实的吊床，牢牢地兜住盆腔里的子宫、膀胱、直肠等器官，从而维持盆腔器官的正常位置和功能。

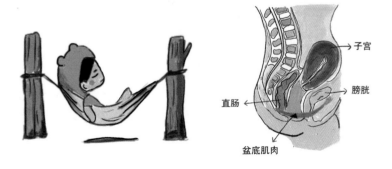

问题2：盆底肌肉"深藏不露"，锻炼它干吗？

你可别小瞧了这"内敛"的盆底肌肉！盆底肌肉和韧带、神经等构成封闭于骨盆底的盆底组织。女性可能会因为怀孕、多产、老龄退化、长期便秘、慢性咳嗽等许多因素而出现盆底组织松弛，导致子宫、膀胱、直肠等盆腔脏器下坠，从而导致这些器官相应的功能发生异常。

问题3：坚持做盆底肌肉锻炼有哪些好处？

（1）帮助孕、产妇增强盆底肌肉力量，以便盆底肌肉能更好地支撑子宫、膀胱、直肠等盆腔脏器。

（2）改善患者在咳嗽、大笑、打喷嚏或用力过度时出现漏尿的症状。

（3）帮助患者改善不自主地排尿、排便症状，控制肛门排气。

（4）帮助患者改善子宫、膀胱等盆腔器官脱垂的症状。

（5）提高女性性生活的满意度。

（6）男性患者锻炼盆底肌肉，能有效收缩控制排尿的肌肉，从而减轻前列腺癌、前列腺肥大术后漏尿等症状。

问题4：怎么锻炼盆底肌肉呢？

想想看，我们在排尿的过程中要突然停止排尿是怎么做的呢？是不是得用力收缩某个地方的肌肉才能做到呢？这时收缩的就是盆底肌肉。对，就像紧急憋尿那样，用力收缩盆底肌肉—保持肌肉紧绷状态10秒—放松休息2～6秒；每天坚持锻炼3次，每次15～20分钟。若要改善盆腔脏器脱垂症状，至少要坚持做10周，终生坚持锻炼效果会更好。注意咱们锻炼的是盆底肌肉，不是大腿、臀部和肚子的肌肉，动作一定要做到位才有效果。

问题5：盆底肌肉看不见摸不着，要怎样锻炼才算做到位？

盆底肌肉锻炼，其实就是我们说的提肛运动。如果用一朵菊花来代表肛门的话，那我们在收缩盆底肌肉的时候，我们的肛门应该是这样的：

完全放松盆底肌肉的时候，肛门是这样的：

 只要掌握了锻炼技巧，站着、坐着、躺着、走着，甚至做瑜伽、跑步的时候都可以锻炼。坚持盆底肌肉锻炼，笑对美好健康生活！

（郭桂英）

关爱自身，受益终生
——女性健康科普手册

了解这些，性病可防可控

提起性病，总会让人谈"性"色变，大家都避之不及。其实通过合理规范的方法，性病是可防可控的。

> 什么是性病？应该如何防治性病呢？别着急，下面美小护就为大家——揭晓。

问题1：什么是性病？

性病是指通过性行为直接传播或者类似性行为间接接触传染的一组传染病，比如艾滋病、梅毒、淋病、生殖器疱疹、尖锐湿疣……这些都是性病非常典型的代表。

问题2：性病了解知多少？

说起性病，很多人都会把头摇成拨浪鼓："我平时很注意，怎么可能会得这个病？会不会是我上次去旅游泡了酒店的浴缸，坐了酒店的马桶？"是不是这样的呢？来看看"它们"神秘面纱下的真相吧。

1.小艾（艾滋病）

艾滋病病毒的主要传播方式为性传播、血液传播（如使用感染的血液制品）以及母婴传播（感染的孕妇通过胎盘传染给宝宝，或者在分娩的时候通过产道传染）。它还有一个别名叫"见光死"，艾滋病病毒一旦离开人体就会失去活性，所以日常接触不会传染。目前，艾滋病患者患病后治愈率极低，主要是因为T淋巴细胞损害且晚期易导致多器官出现感染以及罕见的恶性肿瘤，最后导致死亡。

2.小梅（梅毒）

梅毒是由苍白螺旋体感染导致的性病，95%通过性接触传播，少数通过输入感染的血液制品传播，感染梅毒的孕妇可通过胎盘传染给宝宝。梅毒是可治疗的性病，并且越早治疗效果越好。

3.小淋（淋病）

淋病是由淋病奈瑟菌（简称淋菌）导致的泌尿生殖系统化脓性感染，主要通过性接触传播，少数患者因为接触了带菌的检查器械或者衣物而感染。感染主要局限于下生殖道和泌尿道，因此患者常常出现尿频、尿急、尿痛等急性尿道炎的症状，白带增多呈黄色、脓性，外阴部红肿、有烧灼样痛。有时可发展至上生殖道，久病不愈可逐渐转为慢性淋病。

4.小尖（尖锐湿疣）

尖锐湿疣是由HPV感染所致，主要通过性接触传播，也就是我们熟悉的HPV6型和HPV11型感染，感染HPV的孕妇也可能会传染给宝宝。注意，孕前接种二价、四价或九价HPV疫苗可预防HPV感染以及尖锐湿疣的发生。

问题3：远离性病应该怎么做？

1.洁身自好，安全有一"套"

不难发现，所有的性病都离不开"性"传播。洁身自好，同房时正确使用合格避孕套，可以大大降低性病感染率。出门在外，最好自带水杯、毛巾等个人洗漱用品，私人物品尽量不要与他人混用。

2.关心家庭健康，孕前检查很重要

如果孕妇患有性病，很有可能把性病病原体传给自己的宝宝。为了下一代的健康，婚前、孕前检查很有必要。

3.有病正规治，夫妻同治效果好

出现可疑症状或者不幸感染性病时，一定要到正规医院就诊，及时治疗，并第一时间告知性伴侣，同时治疗效果更好。坚持用药就是"特效药"，定期复查才是"王道"，大多数性病是可防可治的。

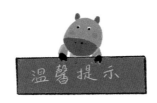

 一旦发现自己感染性病，请及时前往正规医院就诊，做到早发现、早治疗、早康复。

性病防治并不难

养成习惯很重要

私人物品勿混用

伴侣一个刚刚好

勤洗勤换内衣裤

安全使用避孕套

饮食均衡不熬夜

身体不适快治疗

（陈书聪）

参考文献

[1]谢幸,孔北华,段涛. 妇产科学[M]. 北京: 人民卫生出版社, 2018.

[2]中华医学会妇产科学分会妇科内分泌学组. 异常子宫出血诊断与治疗指南（2022更新版）[J]. 中华妇产科杂志, 2022, 57(7): 481-490.

[3]Centers for Disease Control and Prevention. Heavy Menstrual Bleeding[EB/OL]. (2023-06-23)[2023-07-24].https://www.cdc.gov/ncbddd/blooddisorders/women/menorrhagia.html.

[4]刘璐,袁江静,王玉东. 美国妇产科医生学会意见NO.783——青少年附件扭转[J]. 中国实用妇科与产科杂志, 2019, 35(9): 1071-1072.

[5]邹双微,朱雪琼. 小儿及青少年卵巢肿瘤[J]. 中国计划生育和妇科, 2019, 11(12): 8-9+12.

[6]杨佳欣. 青少年附件包块的诊治策略[J]. 中国实用妇科与产科杂志, 2020, 36(12): 1140-1145.

[7]王华. 经前期综合征如何"躲过去"？[J]. 中医健康养生, 2020, 6(4): 11-14.

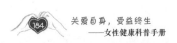

[8]唐家平. 女性避孕技术进展的文献研究[J]. 中国卫生产业, 2016, 13(19): 47-49.

[9]安力彬,陆虹. 妇产科护理学[M]. 6版. 北京: 人民卫生出版社, 2017.

[10]吴尚纯,楚光华. 产后避孕的国内外指南[J]. 中国计划生育和妇产科, 2012, 4(6): 11-15.

[11]王洪兰. 节育环使用及避孕原理[J]. 医学信息(上旬刊), 2010, 23(7):2478-2479.

[12]中华医学会计划生育学分会, 国家卫生健康委科学技术研究所. 青少年避孕服务指南[J].中华妇产科杂志, 2020, 55(2): 83-90.

[13]杨颖琼,黄勤瑾. 曼月乐治疗妇科常见疾病的研究进展[J]. 中华生殖与避孕杂志, 2020, 40(3):255-258.

[14]沈晔,钱芳波,陈士雯. 曼月乐在治疗妇科常见疾病中的临床应用现状[J]. 现代医学, 2018, 46(4): 473-476.

[15]王楠楠. 曼月乐在妇科疾病治疗中的应用[J]. 中国实用医药, 2020, 15(25): 59-60.

[16]张云霞. 紧急避孕服用米非司酮的临床观察[J]. 中国医药指南, 2020, 18(10): 103-104.

[17]吴尚纯,邓姗. 短效复方口服避孕药的进展和应用[J]. 实用妇产科杂志, 2019, 35(10): 721-723.

[18]程利南,狄文,丁岩,等. 女性避孕方法临床应用的中国专家共识[J].中华妇产科杂志, 2018, 53(7) : 433-447.

[19]毕小霞. 人工流产女性避孕现状及其影响因素分析[J].中国计划生育和妇产科, 2015, 7(12): 51-54+65.

[20]刘兴会,贺晶,漆洪波. 助产[M]. 北京: 人民卫生出版社, 2018.

[21]王玉东. 2016年英国皇家妇产科医生学会及早期妊娠学会《异位妊娠的诊断和管理》指南解读[J]. 中国实用妇科与产科杂志, 2017, 33(9):916-919.

[22]王玉东,陆琦. 输卵管妊娠诊治的中国专家共识[J]. 中国实用妇科与产科杂志, 2019, 35(7): 780-787.

[23]张潇潇. 口服紧急避孕药,慎防异位妊娠的发生[J]. 医生在线, 2017, 7(21): 20.

[24]刘良明,白祥军,李涛,等. 创伤失血性休克早期救治规范[J]. 创伤外科杂志, 2017, 19(12):881-883+891.

[25]中国抗癌协会妇科肿瘤专业委员会. 妊娠滋养细胞疾病诊断与治疗指南（2021年版）[J]. 中国癌症杂志, 2021, 31(6): 520-532.

[26]韦玉月,梁伟璋,陈秉钧,等. 宫内妊娠合并葡萄胎十例临床分析[J]. 中华围产医学杂志, 2021, 24(11): 834-839.

[27]World Health Organization. Depression and Other Common Mental Disorders: Global Health Estimates[EB/OL]. (2017-01-03) [2019-09-21]. https://www.who.int/publications/i/item/depression-global-health-estimates.

[28]中华预防医学会心身健康学组,中国妇幼保健协会妇女心理保健技术学组. 孕产妇心理健康管理专家共识（2019年）[J]. 中国妇幼健康研究, 2019, 30(7): 781-786.

[29]刘春雨,赵扬玉. 胎动的监测及临床意义[J]. 实用妇产科杂志, 2019, 35(12): 881-883.

[30]叶爱梅,李子军,艾小玉. 日常胎动记录图预测和评估脐带绕颈胎儿宫内安危的价值研究[J]. 中国全科医学, 2021, 24(6): 690-695.

[31]中国妇幼保健协会助产士分会,中国妇幼保健协会促进自然分娩专业委员会. 正常分娩临床实践指南[J]. 中华妇产科杂志, 2020, 55(6): 371-375.

[32]国际母乳会. 母乳喂养的女性艺术[M]. 荀寿温, 译. 北京: 电子工业出版社, 2018.

[33]任钰雯,高海凤. 母乳喂养理论与实践[M]. 北京: 人民卫生出版社. 2019.

[34]芭芭拉·威尔逊-克莱,凯·库佛. 母乳喂养图册[M]. 6版. 饶琳,黄娟, 译. 上海: 复旦大学出版社, 2019.

[35]丽贝卡·曼内,帕特里夏·马腾斯,玛莎·沃克. 泌乳顾问核心课程[M]. 3版. 懿英教育, 译. 北京: 世界图书出版公司, 2018.

[36]王颀,宁平,马祥君. 中国哺乳期乳腺炎诊治指南[J]. 中华乳腺病杂志(电子版), 2020, 14(1): 10-14.

[37]姜梅,罗碧如. 母乳喂养临床手册[M]. 北京: 人民卫生出版社, 2021.

[38]叶军. 新生儿遗传代谢病筛查发展及诊治规范[J]. 中国计划生育和妇产科, 2016, 8(1): 6-13.

[39]杨青,牟鸿江,汪俊华. 我国新生儿遗传代谢疾病筛查进展[J]. 中国妇幼卫生杂志, 2017, 8(4): 1-4.

[40]郝虎,肖昕. 遗传代谢病诊疗新进展及面临的新挑战[J]. 分子诊断与治疗杂志, 2019, 11(1): 1-5+38.

[41]牛晓宇,陈悦悦,魏冬梅. 女性盆底康复学[M]. 成都: 四川大

学出版社, 2019.

[42]杨爱霞. 188例产妇产后6周凯格尔运动对盆底功能的影响[J]. 中国生育健康杂志, 2014, 25(5): 431-432.

[43]中华医学会妇产科学分会妇科盆底学组. 盆腔器官脱垂的中国诊治指南（草案）[J]. 中华妇产科杂志, 2014, 49(9): 647-651.

[44]徐丛剑,华克勤. 实用妇产科学[M]. 4版. 北京: 人民卫生出版社, 2018.

[45]中国医生协会妇产科医生分会,中华医学会妇产科学分会子宫内膜异位症协作组. 子宫内膜异位症诊治指南（第三版）[J]. 中华妇产科杂志, 2021, 56(12): 812-824.

[46]郎景和. 对子宫内膜异位症认识的历史、现状与发展[J]. 中国实用妇科与产科杂志, 2020, 36(3): 193-196.

[47]中国医生协会妇产科医生分会子宫内膜异位症专业委员会,中华医学会妇产科学分会子宫内膜异位症协作组. 子宫内膜异位症长期管理中国专家共识[J]. 中华妇产科杂志, 2018, 53(12): 836-841.

[48]中华医学会妇产科学分会绝经学组. 绝经管理与绝经激素治疗中国指南(2018)[J]. 中华妇产科杂志, 2018, 53(11): 729-739.

[49]简利清. 提前闭经的危害及预防指南[J]. 家有孕宝, 2021, 3(6): 96-97.

[50]欧阳振波,杨欢,钟春蕾,等. 2021年中美细菌性阴道病诊治指南解读[J]. 现代妇产科进展, 2022, 31(5): 373-376.

[51]欧阳振波,万子贤,吴嘉雯,等. 2021年中美阴道毛滴虫病诊治指南的解读[J]. 现代妇产科进展, 2022, 31(6): 462-465.

[52]李婷,刘朝晖. 2020年美国妇产科医生学会《非妊娠期阴道

炎》管理指南解读[J]. 中国实用妇科与产科杂志, 2021, 37(2): 205-207.

[53]张河凇,林红,戴金城,等. 腹腔镜手术治疗卵巢成熟性畸胎瘤患者的临床效果[J]. 医疗装备, 2021, 34(24): 38-39.

[54]谢幸,孔北华,段涛. 妇产科学[M]. 北京: 人民卫生出版社, 2018.

[55]徐杰. 治糜康栓在宫颈糜烂中的应用及血清hs-CRP、IL-6水平变化分析[J]. 国际医药卫生导报, 2019, 25(10): 1627-1629.

[56]陈祥生,姜婷婷. 我国性传播疾病的流行与防治[J]. 皮肤科学通报, 2021, 38(1): 1-7+105.

[57]李靖. 公共马桶真能传染性病吗? [J]. 江苏卫生保健, 2018, (11):53.

[58]周晖,王东雁,罗铭,等. 《FIGO 2021妇癌报告》——子宫颈癌指南解读[J]. 中国实用妇科与产科杂志, 2022, 38(5): 538-544.

[59]卜相冉,王炯. 子宫颈癌筛查方法的研究进展[J]. 中南医学科学杂志, 2020, 48(4): 337-341.

[60]毕蕙,李明珠,赵超,等. 子宫颈低级别鳞状上皮内病变管理的中国专家共识[J]. 中国妇产科临床杂志, 2022, 23(4): 443-445.

[61]赵超,毕蕙,赵昀,等. 子宫颈高级别上皮内病变管理的中国专家共识[J]. 中国妇产科临床杂志, 2022, 23(2): 220-224.

[62]张师前,王凯,张远丽. HPV疫苗在中国的应用现状[J]. 中国实用妇科与产科杂志, 2019, 35(10): 1090-1095.

[63]朱兰,郎景和,宋磊,等. 关于阴道斜隔综合征、MRKH综合征和阴道闭锁诊治的中国专家共识[J]. 中华妇产科杂志, 2018, 53(1): 35-42.

[64]中国医生协会妇产科医生分会女性生殖道畸形学组. 梗阻性子宫阴道发育异常诊治的中国专家共识[J]. 中华妇产科杂志, 2021, 56(11): 746-752.

[65]潘炳. 一年一次的妇科体检你做了吗[J]. 健康博览, 2022, (3): 56-57.

[66]翁霓. 三种肿瘤标志物联合检测在妇科肿瘤中的诊断价值[J]. 特别健康, 2022, (7): 239-240.

[67]汪雯雯,王世宣. 子宫肌瘤诊治相关指南解读[J]. 实用妇产科杂志, 2022, 38(2): 101-103.

[68]中国心胸血管麻醉学会日间手术麻醉分会.宫腔镜诊疗麻醉管理的专家共识[J].临床麻醉学杂志, 2020, 36(11): 1121-1125.

[69]张颖,段华,张师前. 2020年美国妇产科医生学会和美国妇科腔镜医生协会《子宫腔内病变的宫腔镜诊治专家共识》解读[J]. 中国实用妇科与产科杂志, 2020, 36(9): 907-910.

[70]中华医学会妇产科学分会妇科内镜学组. 宫腔镜手术子宫颈预处理临床实践指南[J]. 中华妇产科杂志, 2020, 55(12): 813-818.

[71]中国抗癌协会妇科肿瘤专业委员会. 子宫内膜癌诊断与治疗指南（2021年版）[J]. 中国癌症杂志, 2021, 31(6): 501-512.

[72]王秀琪,孙智晶,郎景和. 子宫内膜癌的筛查[J]. 中国实用妇科与产科杂志, 2019, 35(11): 1273-1277.

[73]中国抗癌协会妇科肿瘤专业委员会. 子宫内膜癌诊断与治疗指南[J]. 4版. 中国实用妇科与产科杂志, 2018, 34(8): 880-886.

[74]子宫内膜癌筛查专家委员会. 子宫内膜癌筛查和早期诊断专家共识（草案）[J]. 中国实用妇科与产科杂志, 2017, 33(10): 1050-1052.

[75]杨曦,廖秦平,吴成,等. 子宫内膜细胞学检查在子宫内膜癌筛查中的应用[J]. 中华妇产科杂志, 2013, 48(12): 884-890.

[76]王丽娟,染晓磊,杨永秀. 干细胞治疗卵巢早衰研究进展[J]. 中华生殖与避孕杂志, 2021, 41(1): 85-88.

[77]杨会生,房繁恭. 卵巢早衰,为女性健康敲响警钟[J]. 健康世界, 2021, 28(2): 10-14.

[78]韩超,孔为民. 2021年《国际妇产科联盟(FIGO)妇科恶性肿瘤指南》联合《美国国立综合癌症网络(NCCN)指南》解读卵巢癌、输卵管癌及原发性腹膜癌的诊治进展[J]. 中国临床医生杂志, 2022, 50(3): 270-274.

[79]中国抗癌协会妇科肿瘤专业委员会.卵巢恶性肿瘤诊断与治疗指南(2021年版)[J].中国癌症杂志, 2021, 31(6) :490-500.

[80]中国医生协会全科医生分会,北京妇产学会社区与基层分会. 更年期妇女健康管理专家共识(基层版)[J]. 中国全科医学, 2021, 24(11): 1317-1324.

[81]中国妇幼保健协会妇女保健专科能力建设专业委员会. 更年期女性心理健康管理专家共识[J]. 中国妇幼健康研究, 2021, 32(8): 1083-1089.

[82]中华医学会妇产科学分会妇科盆底学组. 女性压力性尿失禁的诊断和治疗指南(2017)[J]. 中华妇产科杂志, 2017, 52(5): 289-293.

[83]左晓虎,洪莉. 压力性尿失禁发病机制研究进展[J]. 现代妇产科进展, 2021, 30(3): 217-220.

[84]宋晓红,白文佩,朱兰,等. 肥胖女性压力性尿失禁体质量管理中国专家共识(2020版)[J]. 实用临床医药杂志, 2020, 24(2):

1-5.

[85]中国整形美容协会女性生殖整复分会. 阴道松弛症诊断与治疗专家共识（2020年版）[J]. 中国实用妇科与产科杂志, 2020, 36(10): 965-967.

[86]中国老年学和老年医学学会骨质疏松分会妇产科专家委员会与围绝经期骨质疏松防控培训部. 围绝经期和绝经后妇女骨质疏松防治专家共识[J]. 中国临床医生杂志, 2020, 48(8): 903-908.

[87]邓睿华,许小明,钟际香,等. 绝经后骨质疏松妇女运动管理的最佳证据总结[J]. 护理研究, 2022, 36(4): 640-644.

[88]张萌萌. 雌激素与雌激素受体骨代谢调节作用[J]. 中国骨质疏松杂志, 2019, 25(5): 704-708.